나는
치매 할머니의
보호자입니다

나는 치매 할머니의 보호자입니다

초판 1쇄 2021년 04월 14일 **초판 2쇄** 2021년 06월 21일

지은이 박소현 | **펴낸이** 송영화 | **펴낸곳** 굿웰스북스 | **총괄** 임종익

등록 제 2020-000123호 | **주소** 서울시 마포구 양화로 133 서교타워 711호

전화 02) 322-7803 | **팩스** 02) 6007-1845 | **이메일** gwbooks@hanmail.net

© 박소현, 굿웰스북스 2021, *Printed in Korea*.

ISBN 979-11-91447-11-8 03510 | 값 **15,000원**

나는
치매 할머니의
보호자입니다

치매 가족을

안고 살아가는

당신에게

박소현 지음

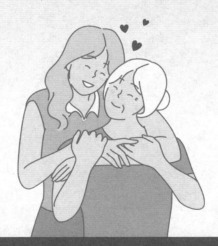

굿웰스북스

치매 환자와 살아가는 당신에게 전하는 메시지

'치매에 걸려도 행복할 수는 없을까?'
'치매를 돌보는 사람도 행복할 수는 없을까?'

나는 '어쩌다' 치매 할머니의 보호자가 되었다. 시작은 '어쩌다'였지만 끝은 숙명으로 다가왔다. 할머니께서 내게 세상에 치매를 알리라는 숙제를 주신 것이 아닐까. 이 책은 치매 할머니를 돌보며 고민하고 간절하게 바랐던 두 질문에서 시작된다.

나는 치매에 대해 무지했다. 그리고 치매는 나와는 상관없는 일이라고 생각했다. 많은 사람이 그럴 것이다. 특히 나처럼 젊은 계층일수록 더욱 그럴 것이다. 그러나 드라마에서만 보던 치매, 뉴스에서만 보던 치매는 항상 우리 곁에 있었다. 그것도 가까이에 말이다. 아무런 준비도 하지 못한 채 나는 치매 할머니를 돌보게 되었다.

처음에는 할머니를 잘 돌볼 수 있다고 생각했다. 하지만 치매 할머니를 돌본다는 것이 쉬운 일이 아니었다. 때로는 치매 돌봄 속 외로움과 두려움, 죄책감에 시달리기도 했다. 그러면서도 나는 치매 돌봄 속에 '행복'이 있었으면 좋겠다고 생각했다. 아니, 행복해지고 싶었다. 치매 할머니도, 나도, 가족 모두가 행복해지고 싶었다.

내가 『나는 치매 할머니의 보호자입니다』를 집필한 이유는 치매 환자를 돌보는 분들에게 위로와 감사를 전하기 위해서다. 더불어 치매 돌봄 속에도 '행복'이 있다는 것을 알리고 싶은 마음이 컸기 때문이다.

치매에 대해 전혀 알지 못했던 나는 할머니의 치매와 맞서 싸우며 치매를 몸소 경험했다. 치매로 인해 어떤 증상이 나타나는지, 어떻게 대처해야 하는지 알지 못했다. 그럴 뿐만 아니라 내게 치매 돌봄 속에서도 '행복'할 수 있다고 알려주는 사람도 없었다. 하지만 나는 행복해지고 싶었고 할머니를 잘 돌보고 싶었다. 두 마리 토끼를 모두 잡고 싶었다.

나는 치매 할머니를 돌보며 여러 시행착오를 겪었다. 그러나 치매에 대해 미처 몰라서 겪어야 했던 두려움과 잘못을 반복하고 싶지 않았다. 이러한 마음으로 치열하게 고민하고 행동했다. 누군가는 분명 나와 같이 힘든 시간을 보내고 있을 것이다. 나와 같은 고민을 하고 있을 수도 있다. 그래서 나의 경험과 깨달음을 함께 나누고자 한다. 누군가에게 길을 안내하는 불빛처럼 나의 이야기가 아주 작은 희망이 되기를 바라며.

이 책은 총 5장으로 장별로 다음과 같은 내용을 담았다.

1장 '나는 치매 할머니의 보호자다'에서는 너무나도 먼 이야기인 줄로만 알았던 치매에 걸린 할머니를 맞닥뜨리며 겪었던 고민과 어려움에 관한 이야기를 담았다.

2장 '치매는 처음인데 어떻게 하지?'에서는 가족 중 누군가 치매 진단을 받고 혼란스럽고 두려워하고 있을 분들에게 전하는 이야기이다. 어느 누가 치매를 아무렇지 않게 받아들일 수 있을까. 치매를 받아들이는 마음가짐과 치매 환자를 돌보기 위한 준비 단계에 관한 이야기를 담았다.

3장 '치매 환자는 상상 속 세계에 살고 있다'에서는 치매 환자를 바라보는 사람들의 시선에 대한 이야기를 담았다. 치매 환자와 더불어 살아가는 방법을 제시한다.

4장 '원인을 알면 해결책이 보이는 치매 돌봄 방법'에서는 치매 환자를 돌보는 7가지 노하우를 담았다. 치매 환자를 돌보는 분들이 가장 힘들어하는 부분에 관한 이야기다. 실제 일상에서 도움이 되는 노하우와 마음 가짐을 얻을 수 있다.

5장 '치매 가족을 안고 살아가는 당신에게'에서는 치매 돌봄 속 시간을 돌아보며 깨달은 점에 대해 담았다. 그리고 할머니를 돌보며 미리 알았더라면 좋았을 마음가짐에 대해 적었다. 더불어 치매 환자를 돌보는 분들에게 전하는 나의 메시지를 담았다.

이 책을 통해 치매 환자를 돌보는 분들이 마음에 위로를 얻고 치매 돌봄 속 행복을 찾기 위한 한 걸음을 내디딜 수 있게 된다면 더 이상 바랄 게 없다.

이 책은 많은 분의 도움과 응원이 있었기에 완성할 수 있었다.

먼저 사랑하는 부모님께 감사드린다. 꿈도 많고 욕심도 많은 막내딸의 든든한 지원군이 되어주신 덕분에 이 책을 쓸 수 있었다. 더불어 언제나 나의 친구이자 나의 본보기가 되어주는 언니에게도 감사함을 전한다.

할머니를 돌보는 동안 함께 울고 웃으며 지냈던 날들이 떠오른다. 가족들이 함께했기에 오늘의 내가 있다.

더 사랑받는 책이 될 수 있게 저와 함께해주신 굿웰스북스 대표님과 관계자 여러분께도 감사의 인사를 드린다.

마지막으로 이 책의 주인공이자 세상에서 가장 예쁜 양양순 할머니께 이 책을 바친다. 많이 부족했던 나의 돌봄에 온전히 기대주셔서 정말 감사하다. 많이 보고 싶고 그리운 할머니에게 사랑한다고 전하고 싶다. 할머니 덕분에 내 인생에 가장 따뜻하고 행복한 시간을 보낼 수 있었다.

2021년 4월

저자 박소현

목 차

1장

나는
치매 할머니의
보호자다

2장

치매는
처음인데
어떻게 하지?

3장

치매 환자는
상상 속 세계에
살고 있다

4장

원인을 알면
해결책이 보이는
치매 돌봄 방법

5장

치매 가족을
안고 살아가는
당신에게

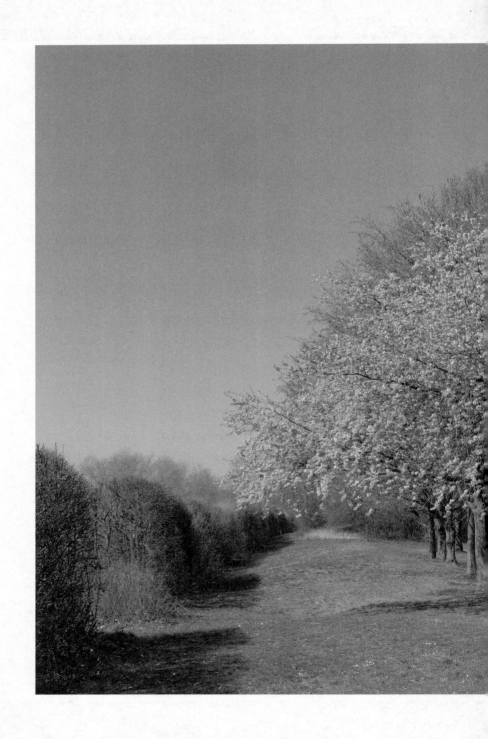

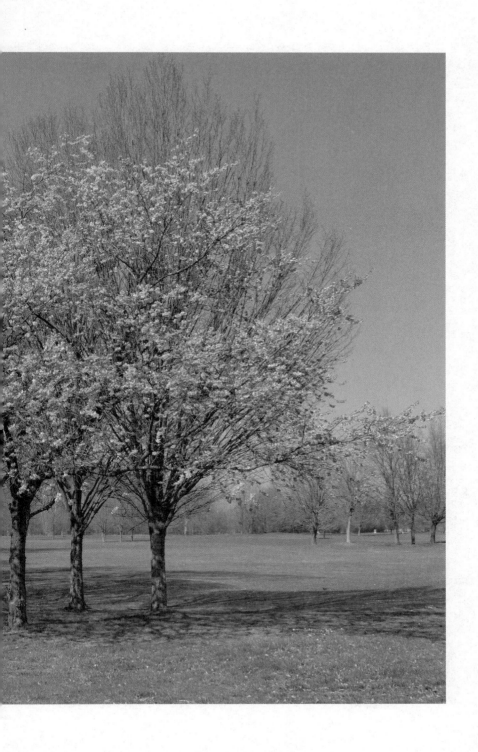

나는
치매 할머니의
보호자다

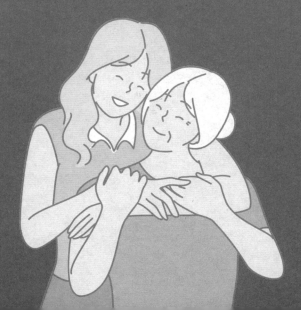

우리 할머니가 이상해요!

언제부터인가 할머니의 행동이 뭔가 이상했다. 할머니는 자주 깜빡깜빡 잊으셨다. 처음에는 핸드폰이 없어졌다고 하셨다. 그래서 찾아보니 핸드폰은 냉장고 안에 있었다. 어느 날은 리모컨이 없어졌다고 하셨다. 그런데 이번에는 냉동실에 들어가 있었다. 그 당시 나는 고등학교 2학년 이었다. 나는 돈 계산도 척척 해내시던 할머니가 왜 이렇게 깜빡하시는지 이해할 수 없었다.

할머니의 행동이 이상하다고 느낄 무렵에 집에서 이상한 냄새가 나기 시작했다. 냄새가 나는 곳은 할머니의 방이었다. 그런데 할머니 방은 깨끗하게 정리되어 있었다. 그렇다면 도대체 어디서 나는 냄새인가. 나는 모든 서랍을 열어봤다. 이불장을 열어보니 쓰고 버린 화장지, 물티슈가 한가득 들어 있었다. 할머니께서 쓰레기통에 버린 물티슈를 장롱 속에 넣어두신 것이었다. 그래서 이상한 냄새가 난 것이다. 정말 환장할 노릇이었다.

할머니의 어린 시절은 부족한 것이 많았다고 했다. 배가 고파도 먹을 수가 없었다 했다. 그래서였을까. 할머니는 버리는 것을 아까워하셨다. 내가 물티슈를 팍팍 쓸 때면 꼭 화를 내셨다. 나는 할머니 방 안에서 휴지와 물티슈를 모두 꺼내 버렸다. 그리고 할머니에게 "할머니! 쓰레기를 왜 쌓아놔. 냄새나잖아."라며 짜증을 냈다. 할머니는 "쓰레기가 어디 있어. 이거 다 사용하는 거야. 왜 버려!"라며 되받아치셨다. 이 싸움은 엄마가 중재한 후에 끝이 났다. 그러나 이뿐만이 아니었다. 할머니는 설탕과 프리마를 장롱에 숨기셨다. 뺏어가는 사람도 없는데 말이다. 할머니는 꼭 그렇게 뭔가를 숨기셨다. 그리고는 매번 다 먹었다고 말씀하셨다. 숨긴 줄도 모르고 우리는 다시 사드리기를 반복했다. 할머니의 모습이 예전과 다르게 어딘가 이상했다.

우리 가족은 이러한 행동이 '치매'일 것이라고 상상도 못 했다. 엄마는 '치매'라고 인정하고 싶지 않았는지도 모르겠다. 아마도 엄마에게도 '치매'는 처음이었기에 그랬을 것이다. 그 당시에 치매는 노망난 노인이라는 인식만 있었을 뿐이다. 치매에 걸리면 어떤 증상이 나타나는지 알지 못했다. 돌이켜 생각해보니 커다란 실수를 한 것이었다.

나의 수능 시험이 한 달 정도 남았을 때 일이다. 할머니가 밥을 먹고 있던 내게 갑자기 화를 내셨다. "이런 도둑년아. 이 쳐죽일 년."이라며 마구 욕을 쏟아내셨다. 할머니는 평소에도 내게 '호랭이가 물어갈 년'이라며 욕을 잘하셨다. 그래서 이번엔 무슨 일인가 했다. 그런데 그날은 처음으로 할머니가 날 잡아먹을 듯이 달려드셨다. 놀란 엄마는 할머니를 말렸다. 그리고 할머니께 무슨 일인지 여쭤보았다. 할머니는 돈이 없어졌다고 하셨다. 그리고 돈을 훔쳐간 범인으로 나를 지목하셨다.

할머니의 잃어버린 돈을 찾기 위해 온 가족이 나섰다. 할머니의 방을 샅샅이 찾아봤다. 그러다가 장롱에 숨겨져 있던 설탕과 프리마를 찾았다. 하지만 잃어버렸다는 돈을 찾을 수가 없었다. 그때 나는 할머니께서 팬티에 주머니를 만드셨던 것이 생각났다. 그 주머니는 쌈짓돈을 넣어두는 곳이다. 그래서 할머니의 팬티 속을 찾아봤다. 그러나 거기에도 돈은 없었다. 정말 귀신이 곡할 노릇이었다. 할머니는 계속 나를 째려보고 계셨다. 나는 하지도 않은 일을 뒤집어쓰게 되었다. 차라리 돈을 훔쳤으면 억울하지도 않았을 것이다. 정말 큰일 났다고 생각하던 순간 다행히 베개 안에서 돈을 찾았다.

　돈을 찾았으니 끝난 줄로만 알았다. 하지만 내가 욕을 먹는 순간은 그 이후로도 계속 있었다. 또 돈이 없어졌다는 것이다. 함께 찾아보면 돈은 항상 늘 두던 곳에 있었다. 그런데 할머니는 며칠 후에 또다시 돈이 없어졌다고 하셨다. 찾아보면 이번에도 그 자리에 그대로 있었다. 나는 참을 수가 없었다. 그래서 엄마에게 집을 구해달라고 말했다. 그런데 모두 내게 참으라는 말만 했다. 다들 당해보지 않으니 대수롭지 않게 말하는 것이었다. 할머니는 유독 내게만 그러셨다. 나만 당하는 처지여서 더 화가 났다. 할머니께서 내가 태어났을 때 남자가 아니라는 이유로 나를 안아보지도 않으셨다고 들었다. 그래서 나를 도둑년으로 모는 것인가 싶은 생각마저 들었다.

　나의 어린 시절은 억울한 부분이 많았다. 언니는 엄마가 첫아이를 유산한 이후에 어렵게 얻은 생명이었다. 그래서 모든 가족의 사랑을 듬뿍 받았다고 했다. 내 태몽은 두꺼비다. 두꺼비 태몽을 꾸자 가족들은 남자아이를 가졌다고 좋아했다고 한다. 그런데 여자아이가 세상 밖으로 나왔다. 그래서 내가 태어났을 때 아무도 나를 안아주지 않았다고 했다. 할머니는 언니는 절대 도둑년이 아니라고 했다. 이 집안에서 나만 '도둑년'이었다. 할머니의 행동이 뭔가 이상하다고 생각하긴 했다. 하지만 '나이가 드셔서 그런가' 하는 정도로만 받아들였다. 화내실 때 빼고는 할머니는 여전히 평소와 같았기 때문이다. 그리고 그 이외 다른 문제가 없었다. 그러나 이상한 일은 그 외에도 계속 일어났다.

할머니는 가스레인지에 냄비나 주전자 등을 올려놓은 채 자주 잊어버리셨다. 어느 날 이웃의 전화가 왔다. 건물에서 타는 냄새가 나는데 101호 집에서 나는 것 같다고 하셨다. 엄마는 할머니에게 바로 전화를 했다. 정말 다행히도 냄비만 탔을뿐이었다. 엄마는 할머니에게 불이라도 나면 어떡하느냐고 화를 냈다. 할머니는 그럴 수 있는 거 아니냐며 엄마에게 되레 화를 내셨다.

이때까지만 해도 우리는 할머니의 '건망증'이 심해졌다고만 생각했다. 그러나 건망증과 치매는 전혀 다르다. 건망증은 시간이 지나면 잊었던 일들이 생각나지만, 치매는 그렇지 않다. 우리는 이처럼 할머니의 이상한 행동이 계속되었음에도 문제를 인지하지 못했다. 상황이 점점 악화되고 있었다. 그런데도 단순히 '건망증'이라고 생각했다.

할머니에게 도대체 무슨 일이 생긴 걸까. 가족 중 누군가가 이상하다고 느끼면 '나이 탓이겠지'라며 넘어가면 안 된다. 우리 가족은 할머니가 조금 이상하다고만 생각했다. 나이 탓이라며 웃어넘겼다. 그런데 이상한 행동은 계속되었다. 할머니는 갑자기 욕을 하시거나 돈에 집착하셨다. 치매는 나이가 들어서 나타나는 정상적인 노화와는 다르다. 뇌세포가 여러 가지 원인으로 손상되어 발생하는 '병'이기 때문이다. 그런데 나는 할머니가 치매라는 병에 걸렸을 줄은 꿈에도 몰랐다.

음식을 잘하시던 할머니의 음식 맛이 조금씩 이상해져 갔다. 하지만 이 또한 치매 증상 중 하나였다. 맛있던 할머니의 계란찜은 언젠가부터 소금국을 먹는 것 같았다. 할머니는 음식에 설탕 대신 소금을 넣은 적도 많았다. 나는 그때마다 '역시 나이가 들면 입맛도 변하나 보다.' 하고 생각했다. 언젠가 집 앞 골목에서 할머니께서 길을 잃고 계속 서 계셨다는 연락을 받고 나서야 문제의 심각성을 알게 되었다.

치매에 대해 알고 있었더라면 할머니의 이상함을 바로 알아차렸을 것이다. 그런데 나는 치매를 전혀 알지 못했을 뿐만 아니라 아무도 내게 가족 중 치매 환자가 생길 수 있다고 이야기해준 적이 없었다. 가족을 돌보는 일이 닥쳐올 수 있다는 이야기를 들은 적도 없었다.

치매는 그 원인에 따라 증상이 다르게 나타난다. 특히 노인성 치매라 불리는 '알츠하이머 치매'는 서서히 진행되는 특징이 있다. 그래서 치매는 무엇보다 조기 발견이 중요하다. 이상하다고 생각하는 순간 이미 치매는 자리를 잡는다. 그래서 이상하다는 느낌을 건망증이라고 넘어가는 순간 걷잡을 수 없게 된다. 그러니 가족 중 누군가가 이상하다고 느낄 때 즉시 관심을 쏟아야 한다. 보고 싶은 것만 보고 믿고 싶은 것만 믿지 말아야 한다. 그러는 동안에도 치매는 한 발짝 더 다가오고 있다.

02

갑자기 찾아온 불청객, 치매

나의 수능 시험 전날의 일이다. 나는 밥을 맛있게 먹고 있었다. 그런데 갑자기 할머니가 소리를 지르며 거실로 나오셨다. 또 돈이 없어졌다는 것이다. 이번에도 범인이 나라고 하셨다. 그러고는 부엌으로 가서 식칼을 꺼내 드셨다. 너 죽고 나 죽자고 하셨다. 그 상황은 지금도 잊을 수가 없다. 나는 너무 무서워서 소리를 질렀다. 엄마는 할머니에게 "소현이 내일 수능이야."라고 소리를 질렀다.

나는 돈을 훔치지 않았다고 했다. 그러나 할머니는 믿지 않으셨다. 계속 칼을 들고 붙잡고 계셨다. 그러고는 내게 불같이 화를 내셨다. 할머니가 칼을 들고 있는 이상 우리끼리 해결할 수 없었다. 누군가 칼을 들고 위협하는 일은 처음이었기 때문이다. 112에 전화를 했고 바로 경찰관이 왔다. 할머니는 경찰관에게 "저년이 돈을 훔쳐갔어요."라고 말씀하셨다. 정말 억울하고 화가 났다. 경찰관은 침착하게 할머니가 칼을 내려놓도록 했다. 그러고는 가족끼리 잘 해결하라며 나갔다.

나는 화가 난 마음에 할머니의 방을 난장판으로 만들었다. 없어졌다는 돈을 미친 듯이 찾아 헤맸다. 그렇게라도 해야 내 억울함이 풀릴 것 같았다. 역시나 없어졌다는 돈은 베개 안에서 나왔다. 수없이 반복되는 일이었다. 나는 할머니에게 찾은 돈을 들이밀었다. "할머니. 여기 있잖아. 왜 나한테 이러는 거야."라고 화를 냈다. 그러자 할머니는 내게 "잠깐 안 본 사이에 넣어놨구나. 요년 보게."라고 하셨다. 내 말은 통하지 않았다. 할머니는 이미 나를 범인으로 낙인찍은 것이다. 집이 쑥대밭이 되었고 나는 할머니가 원망스럽고 미웠다.

그 당시에는 왜 몰랐을까. 왜 치매라고 의심하지 못했을까. 할머니의 이해할 수 없는 행동은 분명 치매였다. 치매는 노화가 아니라 병이다. 치매는 정상 노화에 비해 심한 인지기능 저하가 나타난다. 그런데 사람들은 치매 환자가 옛날 일을 잘 기억한다며 치매가 아니라고 잘못 생각할 때가 있다. 나 역시 그랬다. 기억을 잃는 것만이 치매라고 생각했다. 하지만 치매는 다양한 증상으로 나타났다.

'알츠하이머 치매'인 경우에는 초기 단계에 기억력의 저하가 나타난다. 예를 들어 물건을 잘 둔다고 어디엔가 두고 찾지 못한다. 가스 불에 냄비를 올려놓았는지 알지 못한다. 익숙하던 물건이나 사람의 이름을 잘 떠올리지 못하기도 한다. 이 증상 모두가 할머니의 행동과 일치했다. 그간 약간씩 달랐던 할머니의 행적이 주마등처럼 스쳐 지나갔다.

점점 할머니의 이해할 수 없는 행동이 늘어갔다. 할머니의 공격적인 행동이 나타날 때마다 엄마는 할머니에게 "요양원으로 보내버린다."라며 겁을 주었다. 할머니는 요양병원, 요양원을 가장 무서워하셨다. TV에서 요양원에 관한 내용이 나올 때면 "저기는 노인을 가져다 버리는 곳이야." 라고 말씀하셨을 정도다. 그래서 할머니가 나를 몰아세우는 행동을 할 때마다 우리는 할머니에게 겁을 주었다. 이렇게라도 하면 이해할 수 없는 행동을 안 하실 것이라 생각했기 때문이다.

엄마와 할머니는 "보낸다.", "안 간다."라며 싸웠다. 하지만 예상과 달리 할머니의 행동은 나날이 더 심해졌다. 결국, 겁을 준다는 명목하에 '단기 보호시설'에 입소시켰다. 단기 보호시설은 일시적으로 보호가 필요한 노인이 입소할 수 있는 곳이다. 우리는 더도 말고 딱 하루만 할머니를 단기 보호시설에서 지내게 하려고 했다. 그러면 더는 돈이 없어졌다며 괴롭히지 않으리라 생각했다.

할머니는 시설에 가는 동안 계속 우셨다. 자신의 신세를 한탄하며 우리를 원망하셨다. 원망하셔도 우리는 할머니와 함께 살아야 했다. 그래서 이것이 최고의 방법이라 생각했다. 시설에 할머니를 부탁하고 나왔다. 독한 마음을 먹었으나 할머니가 걱정됐다. 그래서 닫힌 병실 문 밖에서 할머니를 지켜봤다. 안쓰럽고 죄송했지만 어쩔 수 없었다. 그렇게 하루가 지나고 할머니에게 갔다. 할머니는 음식을 전혀 드시지 않았다고 했다. 한껏 풀이 죽어 있으셨다. 나는 할머니의 짐을 모두 쌌다. 그리고 할머니에게 집에 가자고 말했다. 할머니는 우리를 원망하면서도 집에 가고 싶으셨는지 바로 따라오셨다.

일시적인 효과였을까. 평탄한 몇 달을 보냈다. 조금 마음이 놓였을 때 할머니는 또다시 나를 도둑년으로 몰아세우셨다. 매번 돈을 찾고 싸우기를 반복했다. 왜 범인은 항상 나일까. 내 이마에 도둑년이라고 쓰여 있는 것도 아닌데 말이다.

그러던 어느 날 할머니가 이모의 집에서 살고 싶다며 짐을 싸셨다. 우리가 싫다고 하셨다. 갑작스러운 일이었다. 할머니가 나를 몰아세울 때면 할머니가 없었으면 했다. 그러나 같이 살기 싫었던 것은 아니었다. 심지어 할머니는 엄마가 단칸방에서 신혼생활을 했을 때도 엄마와 함께 지내셨다. 지지고 볶으며 살면서도 엄마의 곁을 평생 지키셨던 분이다.

엄마는 속상해하면서도 자존심을 내세웠다. 할머니에게 그렇게 가시고 싶으면 가시라고 했다. 이는 엄마의 본심은 아니었다. 속으로는 가시지 말라고 할머니에게 애원하고 있었다. 할머니는 그렇게 떠났고 우리는 할머니를 원망했다. 미워하는 마음에 엄마는 1년 동안 할머니를 단 한 번도 찾아가지 않았다. 그러면 우리가 보고 싶어서 다시 집으로 돌아오실 줄 알았다.

치매 환자는 종종 이해할 수 없는 행동을 하기도 한다. 갑자기 성격이나 기분이 변하기도 한다. 하지 않던 실수를 하기도 한다. 더 나아가 누군가 자신을 해치려 한다며 두려워하기도 한다. 또한, 다른 사람에게 공격적인 행동을 하기도 한다. 이 행동은 치매를 진단받은 지 2년에서 10년 정도 지났을 때 나타나는 증상이다.

사실 그 당시에 할머니는 이미 치매약을 복용하고 계셨다고 한다. 나는 이 이야기를 나중에야 알게 되었다. 우리가 알지 못한 사이에 할머니는 이미 치매 진단을 받으셨다. 하지만 함께 살던 우리에게 그 사실이 공유되지 않았다. 할머니의 병원을 맡아주셨던 이모와 우리 가족이 사이가 좋지 않았기 때문이다.

치매를 진단받은 사실을 미리 알았더라면 어땠을까? 할머니는 치매약을 꾸준히 챙겨 드셔야 했다. 하지만 할머니는 자신의 약을 챙기지 못하셨다. 내가 할머니의 치매약을 잘 챙겨드렸다면 어땠을까? 할머니를 이렇게 만든 것은 우리였다. 함께 사는 우리가 더욱 관심을 가져야 했었다. 하지만 그러지 못했다.

할머니는 그렇게 집을 떠나셨다. 우리가 아닌 이모와 함께 사셨다. 그리고 1년 뒤에 가족에 대한 기억을 잊어버리셨다. 사는 곳이 바뀌어서 그런 것일까? 평소에 하던 일을 하지 못하게 되어서였을까? 걷지 못하셔서 그런 것일까? 더는 가족을 알아보지 못하셨다. 전혀 상상하지도 못했던 일이 현실로 닥쳐왔다. 이모가 할머니를 잘 돌보지 않았기 때문이라고 탓하지 않는다. 이모는 충분히 많은 정성을 쏟아주었다.

치매는 진행됨에 따라 여러 가지 문제를 일으킨다. 치매 초기에는 연도, 월, 일, 요일, 시간 등을 착각하거나 잊어버리는 일이 잦다. 그래서 약속을 기억하지 못하는 경우가 있다. 치매가 중기로 진행될수록 점점 장소를 인식하는 데 문제가 생긴다. 처음에는 낯선 곳에서 길을 잃다가 나중에는 자주 다니던 길에서도 길을 잃고 헤매게 된다. 이는 지남력에 장애가 생긴 것이다. 지남력이란 시간과 장소, 상황이나 환경을 인식하는 능력을 말한다. 할머니는 우리와 싸우며 지낼 때 이미 중기 치매였다.

대부분 치매가 갑자기 찾아온다고 말한다. 하지만 그렇지 않다. 치매는 조금씩 신호를 보내고 있다. 미처 그 신호를 알아차리지 못할 뿐이다. 그러는 동안 치매는 서서히 진행되고 있었다.

"호미로 막을 것을 가래로 막는다."라는 속담이 있다. 일이 작을 때 처리하지 않다가 결국에 가서는 큰 힘을 들이게 된다는 뜻이다. 나는 할머니의 치매가 불청객처럼 갑자기 찾아왔다고 생각했다. 하지만 치매는 갑자기 찾아오지 않는다. 그저 '건망증'이겠거니 생각하던 사이에 치매는 점점 심해지고 있었다. 치매는 '똑똑' 문을 두드리고 있었다. 알아차리지 못했을 뿐이다. 그러고는 치매가 갑자기 찾아온 줄 알았다.

1. 건망증과 치매가 다른가요?

치매는 뇌의 손상으로 인한 질환으로 정상 노화와는 다른 특징이 있습니다. 흔히들 "치매는 잃어버리는 것이고 건망증은 잊어버리는 것이다."라고 말합니다. 건망증은 기억나지 않은 사실에 귀띔을 해주면 금방 기억을 합니다. 그러나 치매는 귀띔을 해줘도 기억하지 못하는 경우가 많습니다. 더 나아가 치매는 기억력과 더불어 여러 가지 인지기능 장애가 나타납니다.

내 인생 계획 속에 치매 할머니는 없었다

사람들은 누구나 저마다의 계획이 있다. 나 역시 그랬다. 24살의 나는 젊음의 날개를 펼치기 위한 날갯짓을 하고 있었다. 훨훨 날아다닐 날을 상상하며 앞으로 달려나가고 있었다. 그런데 날개를 펼쳐보지도 못한 채 내 인생에 변수가 생겼다. 내 인생에 치매 할머니가 들어온 것이다. 나는 가족 중 누군가가 치매에 걸릴 것이라곤 짐작도 못 했다. 만약에 할머니가 치매에 걸리지 않았더라면 어땠을까? 나는 훨훨 날아다니는 상상을 하곤 했다.

할머니가 이모 집으로 가신 지 1년이 되었을 때 일이다. 외숙모에게 전화가 왔다. "할머니가 가족을 몰라보셔."라는 전화였다. 언니와 나는 놀란 마음에 바로 할머니에게 달려갔다. 할머니는 나를 보고 "누구세요?"라고 물었다. 눈물이 마구 흘렀다. 나는 "나 소현이잖아."라며 울부짖었다. 그러면서 나는 '할머니를 집에 다시 모셔올 수 있을까?'라며 모셔올 수만 있다면 좋겠다고 생각했다.

치매는 할머니의 기억을 지우개로 지워버렸다. 평생을 가족을 위해 일만 하신 할머니다. 하늘도 무심하시지. 하늘을 원망했다. 함께 살기 싫다던 할머니가 미웠었다. 그래서 1년 동안 잘 찾아가지 않았다. 그래서 벌을 받은 것일까. 할머니는 이전에 내가 알던 모습이 아니었다. 가족을 알아보지 못했다. 그리고 걸을 수도 없었다. 그 뒤로 우리는 이모에게 허락을 받고 할머니와 여행을 다녔다. 할머니와 여행을 가기 위해서는 6층에서부터 할머니를 업고 내려와야 했다. 여자인 내가 할머니를 업고 다니기는 쉽지 않았다. 힘이 들었다. 그러나 마음만은 정말 행복했다. 여전히 할머니는 우리를 알아보지 못하셨다. 그래도 다행인 것은 우리가 자신을 사랑한다는 걸 아시는 것 같았다. 이렇게 더할 나위 없이 행복한 시간을 보냈다. 그리고 할머니를 다시 모셔다드리기를 반복했다.

그러던 어느 날 이모가 "이럴 거면 모시고 가."라며 화를 내셨다. 할머니는 우리를 만나고 올 때마다 이모를 못살게 굴었다고 한다. 일하며 할머니를 모시던 이모는 계속 지치셨을 것이다. 이렇게 할머니는 평생을 사시던 집으로 돌아오셨다. 나는 속으로 내심 행복해했다. 이모가 힘드셨는데도 말이다.

"누울 자리 봐 가며 발 뻗는다."라는 속담이 있다. 다가올 일의 경과를 미리 생각해가며 시작한다는 뜻이다. 할머니는 다가올 일을 미리 아셨던 것일까? 참 신기하게도 할머니는 항상 누울 자리를 봐 가며 발을 뻗으셨다. 공교롭게도 회사를 그만두고 쉬고 있을 때면 할머니에게 일이 생겼다. 병원에 입원하시거나, 도와드려야 하는 일이 생겼다. 이번에도 역시나 그랬다. 나는 프리랜서 강사가 되기 위해 회사를 그만둔 상태였다.

24살의 나는 하고 싶은 것이 참 많았다. 외국으로 훌쩍 여행을 떠나고 싶었다. 더 큰 꿈을 위해 대학교에 다시 들어가고 싶었다. 멋진 인연을 만나 진한 사랑을 하고 싶었다. 그러나 할머니를 집에 모셔온 후 나의 꿈은 하나씩 빛을 잃어갔다.

언니와 엄마는 함께 의류 사업을 하고 있다. 그래서 엄마는 하루를 새벽부터 시작하셨다. 언니는 장사로 인해 밤새 일을 해야 했다. 그러다 보니 가족 대신 내가 할머니를 도맡게 되었다. 가장 시간이 많다는 이유였다. '어쩌다'가 할머니를 도맡게 된 것이다. 하고 싶어서 할머니를 도맡게 된 것이 아니었다. 그 상황이 나를 주돌봄자의 역할로 밀어 넣었다.

할머니는 바쁜 엄마를 대신해 언니와 나를 키워주셨다. 이제 내가 바쁜 가족을 대신해 할머니를 돌보게 되었다. 어린 시절 할머니 손에 자란 나는 할머니에 대한 애착이 크다. 그래서 사랑하는 마음으로 할머니를 잘 돌볼 수 있다고 생각했다. '식사를 챙기고 옆에 있기만 하면 되지 않는가'라며 쉽게 생각했다. 할머니는 걸으실 수 없을 뿐이었다. 대부분의 일상생활을 혼자서 해내셨다. 그뿐만 아니라 대소변이 마려우실 때는 직접 간이 변기를 이용하셨다. 옷도 스스로 벗고 입으실 수 있었다. 식사만 잘 챙겨드리기만 하면 됐다. 아니, 그런 줄 알았다.

나의 하루는 할머니의 아침을 챙겨드리는 것으로 시작되었다. 그리고는 공부를 하러 갔다. 내가 나간 사이에 언니가 빈자리를 채웠다. 엄마는 바쁜 와중에도 할머니가 드실 반찬을 준비했다. 이렇게 셋이서 똘똘 뭉치면 무엇이든 해낼 수 있다는 마음이었다. 우리는 할머니를 잘 돌보기 위해 애를 썼다. 그러다가 하루 4시간 동안 재가 요양 서비스를 받을 수 있다는 것을 알게 되었다. 이렇게 빈틈없이 할머니를 돌볼 수 있다니. 백방으로 알아보고 다닌 내가 기특했다. 그러던 찰나 문제가 생겼다.

요양보호사님이 할머니의 식사를 준비하며 냉장고 문을 열었다. 그 모습을 보던 할머니는 "야 이년아, 뭘 그렇게 훔쳐가려고 열어봐?"라고 말씀하셨다. 이뿐만이 아니었다. 요양보호사님이 집에 가실 때도 할머니는 그냥 넘어가지 않으셨다. 할머니는 요양보호사님에게 "가방 내놔. 뭘 가져가는 거야."라며 화를 내셨다. 그러고는 가방을 뒤져보셨다. 당연히 가방 속에는 어떤 물건도 나오지 않았다. 그러면 할머니의 행동이 끝날 줄 알았다. 하지만 할머니는 더 나아가 요양보호사님에게 "밖에 미리 가져다 뒀지?"라며 화를 내셨다. 그때마다 나는 답답해했고 요양보호사님은 억울해하셨다. 예전에 억울했던 나의 모습이 떠올랐다.

언젠가 요양보호사님이 청소하고 계셨다. 갑자기 할머니가 내게 손짓하셨다. 그리고 "아가, 저년이 자꾸 뭘 훔쳐간다."라며 말씀하셨다. 또 다른 날에는 "아가, 저년이 밥을 제대로 안 준다."라고 하셨다. 이 또한 나도 당해봤던 일이었다. 억울한 마음을 누구보다 잘 알고 있었다. 그래서 요양보호사님께 매번 죄송하다고 했다. 하지만 할머니의 의심은 계속되었다. 그러자 오시는 분마다 한 달을 못 버티셨다. 나도 한계에 다다랐다. 그런데 치매 때문인 것을 어찌하리.

시간이 흐르며 할머니를 잘 돌볼 수 있다는 생각이 성냥불처럼 꺼져갔다. 그런데도 여전히 할머니와 함께 살고는 싶었다. 그러나 무엇보다 '치매 증상이 더 심해지면 어쩌지?'라는 생각에 두려웠다. 언니에게 "출근해야 하는데 할머니가 울먹이며 나를 붙잡아."라고 연락이 왔다. 언니는 할머니가 아이가 되어가는 것 같다고 말했다. 그제야 알았다. 가족 모두가 내색을 안 하고 있었지만 각기 다른 두려움을 갖고 있었다는 것을.

할머니를 집에 모시고 온 뒤 나의 삶에는 많은 변화가 생겼다. 처음에는 이러한 변화가 크게 다가오지 않았다. 그러나 시간이 지나자 내게 남자친구는 사치였다. 데이트를 할 수 있는 시간도 없었다. 프리랜서 강사가 아닌 회사에 취직하는 일은 꿈도 꿀 수 없었다.

사람들이 왜 치매가 암보다 무섭다고 말하는지 알 것 같았다. 보이지 않는 두려움 때문이었다. '무엇을 더 포기해야 할까?'라는 생각이 들었다. '증상이 더 심해지면 어쩌지?'라는 걱정이 똬리를 틀었다. 그러다 예전의 할머니 모습을 떠올렸다. 정정하시던 할머니가 그리웠다. 그러자 모든 것이 다 짜증이 났다. 이전의 모습으로 돌아갈 수 없는 것을 잘 받아들였음에도 말이다.

할머니에게 집중하는 사이 내 인생의 계획이 조금씩 틀어졌다. 솔직한 마음으로는 이모가 다시 모시고 가기를 바랐다. 젊고 어린 내가 할머니를 위해 '희생'해야 한다고 생각하니 화가 났다. 두려웠다. 무서웠다. 언젠가 친구들에게 할머니에 대한 고민을 털어놨던 적이 있다. 그들은 내게 어떠한 위로도 하지 못했다. 아픈 가족을 돌보는 일은 친구들에게 낯선 문제였기 때문이다. 나 역시 아픈 가족을 돌보게 될 것이라 상상조차 하지 못했다. 그럴 때마다 할머니가 내게 큰 짐처럼 느껴졌다.

인생은 계획한 대로만 흘러가지 않는다. 인생이 계획대로 흘러가면 좋으련만! 때론 예고 없는 소나기가 내리기도 한다. 태풍이 몰아칠 때도 있을 것이다. 그렇다고 해서 가만히 맞고 있을 수만은 없지 않은가? 그렇게 아픈 가족을 돌보는 일은 갑자기 다가온다. 그러니 내게는 생기지 않을 일이라고 확신하면 안 된다. 내가 계획한 인생 속에 치매 할머니는 없었다.

04

치매에 걸려도 즐겁고 행복할 수는 없을까?

예전엔 '집안에 암 환자가 있으면 집이 풍비박산 난다.'라는 말이 있었다. 이제는 옛말이다. 이제는 '가족이 치매에 걸리면 풍비박산 난다.'라고 한다. 요즘은 암이 아니라 '가족 중 누군가가 치매에 걸리면 어떡하지?'라며 걱정한다. 치매는 사람들이 가장 두려워하는 병이다. 나도 치매가 두려웠다. 그러면서도 '치매에 걸려도 행복할 수 없을까?'라는 생각을 하곤 했다.

언젠가 재가방문요양센터 센터장님이 할머니를 보러 오셨다. 요양보호사님의 도움을 받고 있었을 때 일이다. 나는 센터장님과 이런저런 이

1장   나는 치매 할머니의 보호자다   41

야기를 했다. 그때 센터장님은 젊은 나이에도 치매에 걸린다는 이야기를 해주셨다. 젊은 사람이나, 똑똑한 사람, 부자에게도 치매는 예외가 아니었다.

이야기하던 중에 센터장님은 내게 "치매란 치매 환자에게 행복한 병이다."라는 말씀을 하셨다. 근심 걱정이 없다는 이유였다. 처음에는 잘못들은 줄 알았다. 센터장이라는 사람이 어찌 이런 말을 하나 싶었다. 치매에 걸리고 싶은 사람은 없다. 젊은 사람도, 부자도, 어르신들도 치매에 걸리고 싶어서 걸렸을까! 자신의 의지 여부와 상관없이 치매에 걸린 사람이 행복하다니. 이해할 수 없었다. 그뿐만이 아니다. 치매 환자는 평소처럼 장을 보러 나갔다가 집을 찾아오지 못하기도 한다. 갑자기 집 안에서 길을 잃기도 한다. 화장실에 가고 싶은데 화장실을 찾지 못할 때도 있다. 그런데 이게 행복한 일이라고? 행복한 병이라고? 이해할 수가 없었다. 무슨 미친 소리인가 싶었다.

그러다 나는 그 말을 되새겨봤다. 무슨 말인지 이해하고 싶었기 때문이다. 괜히 하는 소리는 아닌 것 같았다. 그리고 시간이 지나면서 무슨 뜻인지 알 것 같았다. 언젠가 할머니가 굉장히 사랑하시던 작은 삼촌이 돌아가셨다. 할머니는 옛날부터 하소연하고 싶을 때면 삼촌에게 전화하셨다. 삼촌은 시간이 얼마나 걸리든 할머니의 이야기를 끝까지 들어주셨다. 그러고는 몸이 불편해서 찾아뵙지 못하는 것에 죄송해하셨다. 이렇게 작은삼촌은 할머니에게 참 잘해주셨다. 그런 삼촌이 돌아가셨다. 슬픈 소식을 할머니에게 전할 수 없었다. 할머니께서 쓰러지실까 걱정되었기 때문이다.

할머니가 모르는 새 장례를 모두 치렀다. 우리는 49재가 돼서야 삼촌이 계신 납골당에 할머니를 모시고 갔다. 그 당시에 할머니는 기억력이 조금씩 떨어질 때였다. 할머니는 매우 슬퍼하셨다. 하지만 치매가 진행되며 삼촌을 기억하지 못하셨다. 삼촌이 살던 집에 다녀와도 그곳이 어딘지 모르셨다. 치매가 와서 그 슬픔을 기억하지 못하시는 것이었다. 오히려 다행이라는 생각이 들었다. 그런데 정말 다행인 걸까? 내가 할머니의 입장이라면 가슴이 사무칠 것 같다.

치매가 심해지자 할머니에게는 매 순간이 새로웠다. 나와 싸우다가도 금세 잊으셨다. 내게 밥을 뱉으며 화를 내다가도 이내 잊으셨다. 그리고는 내게 환한 미소를 지어주셨다. 나는 "치매란 치매 환자에게 행복한 병이다."라는 말에 전적으로 동의하지 않는다. 다만 할머니에게 행복한 병이길 바랄 뿐이다. 나는 할머니가 사시는 동안 행복하고 즐거우셨으면 좋겠다고 생각했다.

치매 환자가 행복하게 살아가기 위해선 어떻게 해야 할까? 나는 사람들과 비비며 살아가는 것이 가장 중요하다고 생각한다. 함께 대화하는 것, 함께 밥을 먹는 것, 함께 잠을 자는 것, 함께 스킨십하는 것처럼 말이다. 그런데 치매 환자와 살을 비비며 살아가는 것은 말처럼 쉽지가 않다. 치매로 인한 증상 때문이기도 하다.

그와 더불어 냄새와도 관련이 있었다. 사실 냄새가 나면 치매 어르신이 아닐지라도 손녀, 손자, 가족들이 다가가지 않는다.

노인에게 나는 특유의 냄새가 있다고 한다. 정확히 어떤 냄새라고 정의하긴 어렵다. 뭐랄까. 쿰쿰한 쉰내라고 말하면 이해가 될까? 내가 요양보호사 실습을 했을 때 일이다. 한 요양병원에서 5일 동안 실습을 했었다. 그때 나는 사람에게 매우 불쾌한 냄새가 날 수 있다는 것을 처음 알게 되었다. 청소하고 환기를 시켜도 그 냄새는 쉽사리 빠지지 않았다.

할머니에게도 언젠가부터 조금씩 불쾌한 냄새가 났다. 어린 시절 할머니에게 났던 따뜻하고 포근한 냄새와는 달랐다. 쉰내도 똥 냄새도 아닌 것이 말로 표현할 수 없는 냄새였다. 더 나아가 그 쿰쿰한 냄새가 집 안에서 나기 시작했다. 날이 따뜻할 때는 환기로 냄새를 줄일 수 있었다. 하지만 또다시 냄새가 났다. 특히 겨울철에는 할머니가 감기에 걸리시는 게 걱정되어 창문을 닫고 살았다. 그러자 냄새가 더 심하게 나기 시작했다.

엄마는 종종 할머니에게 냄새가 난다며 미운 소리를 해댔다. 그것도 할머니 앞에서 "아이고, 입 냄새."라며 말하기도 했다. 하지만 이런 행동을 조심해야 한다. 치매에 걸려도 감정은 끝까지 남아 있기 때문이다. 치매 환자일지라도 자신을 피한다는 것을 느낄 수 있다. 나도 할머니와 꼭 붙어 지내긴 했지만, 썩 상쾌한 기분은 아니었다. 이렇게 새삼 사람과 사람 사이에 냄새가 중요하다는 것을 알게 되었다.

요양보호사 자격증을 공부할 때 '살비듬'에 대해 들었던 적이 있다. 그때는 '살에서 무슨 비듬이 떨어져.' 하고 생각했다. 할머니를 모시며 정말 '살비듬'이 있다는 것에 놀랐다. 머리에서 비듬이 떨어지는 것처럼 살에서도 비듬이 우수수 떨어졌다. 목욕을 자주 하고 로션을 발랐는데도 그랬다. 언젠가 목욕을 하고 무릎에 주사를 맞으러 병원에 갔다. 주사를 맞기 위해 바지를 걷어 올리자 살비듬이 떨어졌다. 어찌나 민망하던지. 바지를 벗으면 바지 안쪽에 하얗게 묻어났던 적도 있었다.

그때마다 할머니가 나를 비누 냄새나게 키워주셨던 기억이 생각났다. 나도 할머니를 그렇게 돌보고 싶었다. 비누 냄새나는 할머니로 할머니의 모습을 돌려드리고 싶었다. '살비듬'이 떨어지지 않도록 청결과 보습에 더욱 신경을 썼다. 그리고 노인 냄새를 줄이기 위해 여러 가지 방법을 알아봤다. 산책하는 것, 충분히 물을 마시는 것이 가장 쉬운 방법이었다. 그렇게 나는 필사적으로 할머니의 '노인 냄새'를 줄이기 위해 노력했다.

그러자 센터에서 할머니를 뵈러 올 때마다 관리가 잘 되어 있다며 흡족해했다. 집에서 좋은 냄새가 난다고 했다. 노력이 빛을 발한 것 같았다. 더 나아가 긍정적인 변화가 생겼다. 가족과 할머니와의 신체 접촉이 늘어나게 된 것이다. 우리는 할머니와 껴안고 하루에도 여러 차례 뽀뽀했다. 오죽하면 내가 화를 내려 할 때 할머니가 내게 입술을 쭉 먼저 내밀 정도였다. 그럴 때면 웃음이 났다. 이렇게 넘어갈 수 있다는 것을 아셨나 보다.

나는 할머니를 모시며 우리에게 '행복'이 있을 있을까? 라고 생각을 해보았다. 사실 점점 괴로울 것만 같았다. 그래서 치매 증상이 심해질 때마다 두려워했다. 하지만 치매 속에서 '행복'을 찾으려 노력하자 치매를 대하는 태도가 바뀌었다. 그러자 두렵기만 했던 생각이 달라졌다. 지옥이라 생각했을 때는 할머니를 돌보는 일이 정말 지옥이었다. 그러나 '행복'할 수 있다고 생각하자 더는 지옥이 아니었다. 그러자 할머니의 공격적인 행동, 의심하는 행동이 점점 줄어들었다. 더불어 더는 불안해하지 않으셨다.

언젠가 집에 할머니와 둘밖에 없었을 때 일이다. 나는 목욕하려다가 수건을 두고 온 것이 생각났다. 그래서 수건을 가지러 밖으로 나갔다. 벌 겋게 다 벗고 있는 상태였다. 할머니가 나를 쳐다보셨다. 눈을 크게 뜨시 더니 "오메오메"라며 나를 놀리셨다. 그러고는 크게 웃으셨다. 나는 할머 니가 더 웃으셨으면 했다. 그래서 벗은 채로 할머니 앞에서 엉덩이를 마 구 흔들었다. 그러자 할머니는 자지러지게 웃으셨다.

할머니는 내가 부끄러워하지 않고 벗고 다니는 것이 우스워 보였던 모 양이다. 나는 할머니가 잘 웃지 않으실 때면 바지를 내렸다. 그리고 힘차 게 엉덩이를 마구 흔들었다. 그럴 때면 할머니는 웃으며 나를 놀리셨다. 그리고는 내 바지를 올려주셨다. 이렇게 우리는 치매 속에서 '행복'을 찾 으려 노력했다.

치매에 걸려도 즐겁고 행복할 수 있을까? 그렇다. 행복할 수 있다. 보 호자도, 가족도, 간병인도 행복할 수 있다. 치매 환자를 돌보는 이들에게 돌봄은 지옥과 같다는 말이 있다. 하지만 꼭 그렇지만은 않더라.

2. 아버지가 치매 진단을 받으셨습니다. 무엇부터 해야 하나요?

먼저 마음이 매우 아프실 것입니다. 치매를 아무렇지 않게 받아들일수 있는 사람이 누가 있을까요. 그렇지만 마음을 가라앉히고 치매를 받아들이는 자세가 필요합니다. 더불어 노인 장기요양 서비스를 신청하세요. 신청은 건강보험공단 홈페이지 및 방문, 우편, 팩스로 하실 수 있습니다. 더 자세한 사항을 알고 싶으시다면 건강보험공단 1577-1000으로 연락하시면 해결책을 얻을 수 있습니다.

나는 치매 할머니의 보호자가 되기로 결심했다

사는 동안 질병 없이 살 수 있다면 얼마나 좋을까?

그러나 누구나 크고 작은 질병에 걸리게 마련이다. 사는 동안 수없이 찾아오는 감기처럼 말이다. 그런데도 암보다 무서운 치매에 걸리지 않고 살 수 있다면 얼마나 좋을까? 치매에 걸리고 싶은 사람은 없을 것이다.

2014년에 실시된 국내 치매 인식도 조사에서 노인들이 가장 두려워하는 질병은 치매였다. 나이가 들수록 암보다 치매를 더 무서운 질병으로 인식했다. 이렇게나 무서운 치매가 우리 할머니에게 찾아왔다.

처음 할머니를 모실 때의 일이다. 우리 가족과 잠시 떨어진 1년 사이에 머릿속 지우개가 활개를 쳤다. 우리는 할머니를 다시 집으로 모셔왔다. 그리고 치매와 함께 동고동락하기 시작했다. 처음에는 할머니가 나를 알아보지 못해도 함께한다는 것 자체가 행복했다. 나의 삶이 이전과 크게 달라진 것이 없었기 때문이다. 다만 걷지 못하시는 할머니를 도와드려야 했다. 이는 얼마든지 할 수 있는 일이었다. 뿐만 아니라 할머니가 TV를 보시는 동안 놀러 나갈 수 있었다. 마음 편하게 일을 하러 갈 수도 있었다. 그러나 시간이 흐르자 할머니가 혼자서 할 수 있는 일이 점점 줄어들었다. 머지않아 누구라도 집을 지켜야만 했다.

할머니에게 더 많은 손길이 필요해졌다. 집을 이사한 이후에 환경이 변하자 할머니의 치매가 더욱 심해졌다. 할머니는 새로운 집에 적응하지 못하셨다. 그래서 자꾸만 집에 가야 한다고 하셨다. 현관문 앞에서 문을 열어주기만 기다리셨다. 그럴 때면 할머니가 걷지 못하시는 것이 천만다행이었다.

실제 치매 환자가 밖에 나가 길을 잃는 경우가 많다. 최악의 경우 사망한 상태로 발견되기도 한다. 하지만 그렇다고 온종일 할머니와 함께 있을 수도 없는 노릇이었다. 나와 가족은 일해야만 했다. 그러나 할머니를 혼자 있게 할 수도 없었다. 혼란스러웠다. 하지만 누군가는 정신을 차려야 했다. 그래서 나는 지금 당장 할 수 있는 일을 해나가려고 했다.

이사를 오기 전에 미리 알아본 재가방문요양센터에 전화했다. 센터에서는 여러 요양보호사님을 추천해주셨다. 할머니께서 잘 적응하실 요양보호사님을 찾기 위해 노력했다. 감사하게도 모든 분이 할머니에게 친근하게 대해주셨다. 그렇게 이사 온 집에서 새로운 요양보호사님을 만나게 되었다. 이렇게 혼란스러웠던 일이 일단락된 줄 알았다. 그러나 할머니는 새로운 요양보호사님에 적응하지 못하셨다. 새로운 집에도 적응하지 못한 상태에서 모르는 누군가가 집에 오는 것이 두려우신 것 같았다. 그래서 자꾸만 요양보호사님께 역정을 내셨다.

언젠가 할머니의 행동에 지친 요양보호사님이 그만두신다고 하셨다. 이내 새로운 요양보호사님이 오셨다. 그럴수록 할머니는 더욱 불안해하셨다. 불안이 지속하자 온 집안을 뱅글뱅글 돌아다니는 배회, 누군가 물건을 훔쳐간다는 도둑 망상 등의 행동이 더욱 자주 나타났다. 그러다 감사하게도 할머니께서 처음부터 마음을 여신 요양보호사님을 만나게 되었다.

그 요양보호사님은 "저희 어머니 같으셔요."라는 말과 함께 할머니를 물심양면으로 챙겨주셨다. 덕분에 숨통이 조금 트였고 우리는 일에 집중

할 수 있었다. 이제 안심할 수 있겠다고 생각했다. 그러던 찰나 한 달이 채 지나지 않았을 때의 일이다. 요양보호사님께 전화가 왔다. 할머니께서 다치셨다는 것이다. 눈앞이 깜깜해졌다. 나는 어떤 상황인지 여쭤보았다. 요양보호사님께서 할머니를 휠체어에 태우다가 놓치셨다고 했다. 그러다가 다리를 다치셨다는 것이다. 이 말과 함께 요양보호사님은 죄송해서 그만둬야겠다고 하셨다.

인생은 고난의 연속이라고 했던가. 할머니께서 참 좋아하셨던 분이었다. 그런데 마지막 인사도 없이 그만두셨다. 할머니는 요양보호사님과 이제 막 잘 적응하시던 참이었다. 그런데 요양보호사님이 또다시 바뀐다면 불안해하실까 걱정됐다.

그래서 나는 집 주변의 노인 주간 보호센터를 알아보기 시작했다. 노인 주간 보호센터는 익히들 '노치원'이라고 불리는 곳이다. 낮 동안 돌봄이 필요한 노인에게 서비스를 제공하는 곳이다. 그러나 상담하는 곳마다 대상자가 걷지 못하면 받아줄 수 없다고 했다. 그리고 치매 증상이 심하면 받아줄 수 없다고 했다. 다행히 한 곳에서 할머니를 받아주신다 했다. 그러나 할머니를 모셔간 첫날 내게 전화가 왔다. 손이 많이 가는 할머니라 감당할 수 없다고 말이다. 재가 요양 서비스도 주간 보호 서비스도 받지 못한다면 도대체 어떻게 해야 하는가? 국가에서 치매를 책임지겠다고 공언했다. 그런데 과연 책임지고 있는 것인가. 절망스러웠다. 우리는 가족회의를 해야 했다. 그리고 누구의 도움 없이 셋이서 할머니를 돌보기로 했다.

혼자서 간이 변기를 이용하셨던 할머니는 어느 순간 대소변 실수를 하셨다. 시간이 지나자 옷을 혼자 벗고 입으실 수 없었다. 그러자 돌봄의 강도는 점점 높아졌다. 할머니가 처음 집에 오셨을 때 내가 시간이 많다는 이유로 할머니를 돕게 되었다. 처음 시작은 '돕는다. 모신다.'라는 의미로 시작했다. 그러나 집을 이사한 이후 감당하기 어려운 '정신 행동 증상'이 나타났다. 할머니는 점점 불안해하셨다. 그 때문에 집에 누군가라도 없으면 온 방을 찾아 헤매셨다. 하지만 나 말고 다른 가족들은 사업으로 오랜 시간 집을 비웠다. 할머니를 챙기기에는 너무나 바빴다. 결국, 나는 할머니의 보호자가 되기로 했다.

'젊은 친구가 할머니의 보호자라니 뭘 얼마나 할 수 있겠어?' 하고 생각할 수도 있다. 그러나 나는 할머니의 식사, 목욕, 관장, 기저귀까지 모든 돌봄을 해내야 했다. 할머니의 삶의 전부를 책임지게 된 것이다. '보호자'라는 말은 참 쉽고 가벼웠다.

보호자란 어떤 사람을 보호할 책임이 있는 사람을 말한다. 나는 할머니를 보호하고 책임을 지기로 한 것이었다. 사실 누군가의 인생을 책임진다는 것이 어떤 의미인지 잘 몰랐다. 결혼도 안 한 내게는 책임질 아이도 없었기 때문이다. 다만 '내가 조금 힘들면 되는데 뭐.'라는 마음이었다. 그러나 나는 이 결심으로 많은 것을 짊어져야 했다. 할머니가 조금이라도 아프면 모두 내 탓인 것 같았다. 할머니가 식사를 안 하실 때면 미칠 것 같았다. 그래서 모든 방법을 동원해서라도 식사를 드시게 해야 했다. 그리고 내 손으로 쏟아지는 대변과 소변을 받아내야 할 때도 있었다.

이사 온 집에 적응하지 못하시는 할머니를 위해 함께하는 시간을 늘렸다. 함께하는 시간이 길어질수록 할머니는 안정을 찾으셨다. 그러자 더는 집에 가야 한다고 하지 않으셨다. 할머니의 치매 증상에 긍정적인 변화가 보이는 것이다. 그런 만큼 나 또한 욕심이 생겼다. 할머니를 더 잘 돌보고 싶었다. 그래서 집 안의 구조를 돌봄에 적합하게 바꿨다. 그리고 나는 거실에서 할머니와 함께 생활하기 시작했다. 그러자 거짓말처럼 배회 증상과 불안감이 줄어들었다.

그러나 할머니가 내게 의지하기 시작하자 또 다른 문제가 생겼다. 내가 눈에 보이지 않으면 온 집 안을 찾아다니시는 것이다. 엉덩이를 끌고 다니며 하도 찾아다니신 탓에 손목이 붓기도 했다. 오죽하면 바지에 구멍이 날 정도였다. 그래서 나는 일을 할 때도 할머니 옆에서 해야 했다.

내가 강의를 하러 나갔다 올 때면 할머니는 현관문 앞에 앉아계셨다. 현관문을 열 때마다 심장이 덜컥 내려앉는 기분이었다. 나를 찾아 헤매다가 현관문 앞까지 오신 것이었다. 그래서 나는 서울 근교 일정만 소화하기 시작했다.

언젠가 식사를 챙겨드리고 강의를 하러 갔었다. 집에 도착하니 할머니는 역시나 현관문 앞에서 나를 기다리고 계셨다. 할머니에게 "다녀오셨습니다."라며 장난을 쳤다. 할머니가 웃으며 나를 반기셨다. 그런데 뭔가 이상했다. 할머니의 목소리가 들리지 않았다. 할머니의 목소리 대신 그르렁 그르렁거리는 소리가 났다. 끈적한 가래와 침이 넘어간 것이다. 원래 침을 바닥이나 쓰레기통에 뱉으셨다. 그런데 그날은 뱉지를 못하셨다. 나는 바로 119를 불렀다. 이날 이후로 강의를 갈 때마다 불안한 마음이 들었다. 내가 없을 때 무슨 일이라도 생길까 두려웠다.

치매 환자의 보호자가 되는 것도 이렇게 갑자기 찾아온다. 그렇다고 가만히 있을 수는 없는 노릇이다. 나는 이렇게 할머니의 보호자가 되었다. 만약 당신도 나처럼 누군가의 '보호자'가 되었다면 당신에게 감사하다고 전하고 싶다. 당신은 충분히 잘 해낼 수 있다. 미리 겁먹지 말자. 당신이 있어 그들이 있는 것이다.

3. 어머님이 치매 환자인데 기저귀 같은 물품을 지원받을 수 있나요?

치매안심센터에서 등록된 치매 환자를 대상으로 돌봄에 필요한 조호 물품 등을 제공하고 있습니다. 기저귀와 더불어 방수 매트, 미끄럼방지 양말, 욕창 예방 물품 등을 제공하고 있습니다. 가까운 치매안심센터에 문의하시면 도움을 받으실 수 있습니다.

06

할머니의 보호자, 왜 하필 나지?

2017년 6월, 할머니의 기침 소리가 심상치 않았다. 기침을 할 때면 누런 가래가 나왔다. 그리고 열도 나는 것 같았다. 할머니와 바람 쐬러 잠깐 나갔던 것이 화근이었다. 나는 바로 119에 전화를 했고 구급대원과 함께 응급실에 도착했다. 수많은 검사를 한 결과 폐렴이었다. 할머니의 기침은 암만큼이나 위험하다는 폐렴 때문이었다.

폐렴은 65세 이상의 노인에게 굉장히 위험한 질환이다. 더군다나 91세인 할머니에게는 더욱더 치명적이었다. 병원에 입원해야만 했다. 그런데 응급실이란 곳이 입원실에 언제 올라갈 수 있을지 알 수 없는 곳이라 결국, 나는 간이침대도 없는 응급실에서 하루를 꼬박 보내야 했다. 게다가 할머니는 고령자라 입원하면 언제쯤 퇴원하게 될지 예상할 수도 없었다.

난생처음 할머니는 코에 호흡기를 달았다. 그만큼 산소 수치가 좋지 않은 탓이었다. 간호사는 신속하게 링거를 꽂고 항생제를 투여했다. 그제야 나는 가족에게 입원하게 되었다고 알렸다. 그리고 필요한 물건을 가져다 달라고 했다. 다행히도 강의 일정이 없었다. 천만다행이었다. 그렇게 나는 할머니와 함께 병원 생활을 하게 되었다.

치매가 심하게 진행된 상태에서 병원에 입원한 것은 처음이었다. 그래서 이내 무슨 상황이 벌어질지 상상하지 못했다. 할머니는 내게 이곳이 어디냐고 자꾸 물으셨다. 나는 "아파서 병원에 왔어. 여기 병원이야."라고 대답했다. 할머니는 똑같은 질문을 계속하셨다. 밤이 되어도 주무시지 않고 물어보셨다.

간호사가 돌아다닐 때마다 누구냐고 물어보셨다. 그러자 같은 병실에 있는 어르신들이 우리에게 시끄럽다며 화를 내셨다. 나는 그럴 때면 할머니에게 "조용히 해야 해."라며 다그쳤다. 하지만 할머니의 질문은 멈추지 않았다. 할머니는 여기가 어디냐고 묻고 또다시 물었다. 그러던 중에 나는 피곤했었는지 잠깐 잠이 들었다. 그런데 뭔가 부산스러웠다. 일어나보니 간호사가 할머니의 손목을 잡고 있었다. 할머니가 바늘을 건드신 것이었다. 손등에서 피가 마구 흘렀다. 그러는 와중에 할머니는 간호사에게 자신을 왜 잡냐며 화를 내셨다. 너무나 당황스러웠다. 할머니가 이런 행동을 하신 적이 없었기 때문이다.

더 나아가 할머니는 코가 불편하다며 자꾸 호흡기를 빼셨다. 그러자 간호사는 내게 억제대를 해야 할 것 같다고 했다. 나는 그때까지 억제대가 뭔지도 몰랐다. 억제대는 손을 사용할 수 없게 하는 장갑이었다. 양손에 장갑을 낀 할머니는 고래고래 소리를 지르셨다.

그러자 나는 잠을 제대로 잘 수 없었다. 할머니가 지쳐서 잠드실 때까지 기다려야 했다. 억제대 대신 내가 할머니의 손을 꼭 잡아드렸다. 내가 먼저 지쳐 쓰러질 것 같았다. 할머니는 밤새 불안해하시다가 아침이 돼서야 주무셨다. 그렇게 일주일이 지났다. 그제야 나는 사람들이 말하던 '병간호하는 보호자가 오히려 골병든다.'라는 말을 이해할 수 있었다.

나는 할머니를 돌보는 5년 동안 잠을 푹 잔 적이 없다. 할머니가 모든 생활을 내게 의지하셨기 때문이다. 처음에는 돌봄 강도가 '0'이었다면 시간이 흐르자 '80' 이상이 되었다. 잠을 자다가도 욕창이 생길까 일어나서 살펴야 했다. 잠을 자다가 기저귀를 안 뺐는지 확인해야 했다. 내가 한눈이라도 팔면 소변이 넘쳐 이불이 젖어 있었기 때문이다. 그러다 보니 자꾸 잠에서 깼다. 그래서 나는 내가 불면증이 있는 줄 알았다.

처음에는 어쩔 수 없다는 생각으로 버텼다. 그러나 깊은 잠을 잘 수 없자 당장이라도 폭발할 것 같았다. 평소에는 이해할 수 있었던 할머니의 행동이 거슬렸다. 때론 할머니에게 화를 냈다. 언젠가 할머니를 깨끗하게 씻기고 몸을 닦아드리고 있었다. 그런데 할머니가 갑자기 바닥에 소변을 보시는 것이다. 갑자기 참을 수 없는 분노가 올라왔다. 나는 바닥 청소를 해야 했고 할머니를 다시 씻겨야 했다. 화가 난 마음에 할머니의 엉덩이를 찰싹 때렸다. 그러자 할머니는 자신을 왜 때리냐며 나를 발로 차셨다.

이럴 때면 '내가 왜 할머니를 돌봐야 하지?', '내가 무슨 잘못을 했다고 벌을 받는 것일까?' 하고 생각했다. 한계에 이르렀다. 하지만 한계와는 상관없이 돌봄은 계속되었다.

찜질방을 좋아하시는 할머니를 위해 할머니와 함께 찜질방에 자주 가곤 했다. 할머니와 함께할 때면 언제나 주변에서 우리를 쳐다보았다. 그리고 어르신들이 우리를 둘러싸고 앉으셨다. 무엇이 그렇게나 궁금한지. 그러고는 나를 '효녀'라며 칭찬하셨다. 하지만 나는 '효녀'라는 말이 제일 싫었다. 어떤 마음으로 내게 '효녀'라고 말하는지 잘 알고 있다. 대견한 마음에 칭찬해주는 것이다. 그러나 모든 것이 아니꼽게 여겨졌다. 할머니를 계속 돌보라는 말처럼 들렸다. 마치 '효녀'라는 족쇄에 채워진 것 같았다.

가족들도 내게 "네가 시간이 많잖아."라며 의무를 내게 지웠다. 강사인 나는 강의를 준비하는 시간 또한 일하는 시간이다. 그런데 하루 2~4시간 강의 일정이 있다는 이유로 내게 시간이 많다고 한다. "고작 하루에 서너 시간 일하잖아."라는 말을 했다. 남도 가족도 내게 부담을 주었다. 그 부담은 너무나 외로웠고 무거웠다. 할머니를 돌보면서 내가 원하는 삶을 살아갈 수 있을까? 걱정됐다. 나는 내가 원하는 삶도 살고 싶었다. 그뿐만 아니라 할머니도 잘 돌보고 싶었다.

할머니를 목욕시키고 나면 온몸에서 땀이 쭉 흘렀다. 할머니는 이틀에 한 번 목욕하셨다. 그때마다 허리가 나갈 것 같았다. 그러고 나면 기력이 없어서 아무 일도 못 했다. 하지만 나는 다시 일어나야 했다. 할머니 식사를 챙겨야 했다. 집 안 청소와 밀린 빨래를 해야 했다.

애석하게도 할머니는 한두 번 드신 반찬과 국에는 입도 대지 않는다. 그러니 매일 국을 끓이거나 새로운 반찬을 해야 했다. 그나마 엄마가 주말마다 반찬을 만들어줬다. 그러나 몇 번 드시고 나면 할머니는 보란 듯이 드시지 않았다. 그러면 새로운 음식으로 할머니를 꾀어야 했다. 할머니를 잘 돌보다가도 '어쩌다 내 신세가 이렇게 되었나.'라는 생각이 들었다. 그러다 보면 우울의 늪에 빠졌다. 우울의 늪은 빠져나오기 힘들었다.

EBS 〈인생 이야기 파란만장〉에서 김송이 "나 젊은데 평생 장애인 남편과 어떻게 살지?"라고 말한 적이 있다. 그녀는 사랑의 힘으로 강원래를 돌보고자 했다고 한다. 그러면서도 장애인 남편과 살아가는 것이 힘들었다고 말했다.

그녀의 심정이 이해가 갔다. 나 또한 할머니를 많이 사랑한다. 할머니를 사랑하는 마음으로 잘 해낼 수 있으리라 생각했다. 그러나 할머니가 기저귀를 차고 숟가락을 들지 못하시자 버거웠다. 할머니의 대소변을 받아내는 것도 힘들었다. 돌봄과 집안일을 해야 하는 내 처지가 불쌍했다. 그러자 가족을 원망하게 됐다. 내가 결심한 것인데 가족을 탓하기 시작했다. '나 젊은데 치매 할머니를 언제까지 돌봐야 하지?'라는 생각을 했다. 또한 '왜 내가 돌봐야 하는 거지?'라는 생각을 했다.

2020년 2월 12일 나의 일기장에는 이렇게 쓰여 있다. '나도 어린 나이인데. 내가 짊어진 짐이 너무나도 버겁다. 놀고 싶은 것도 할머니가 싫은 것도 아니다. 단지 일을 제대로 해보고 싶을 뿐이다. 밖에 나가서 종일 공부하며 능력을 키워보고 싶다. 내가 조금 더 부지런해지면 될까? 그래. 한다면 할 수 있어. 할머니 케어도 잘하고 내 마음도 다독여보자.'라고 말이다. 나는 힘이 들어도 내 일도 할머니의 삶도 온전히 책임져야 했다.

치매 환자를 돌보는 것은 처음에는 별것이 아닌 것처럼 느낄 수 있다. 나 역시 '이 정도면 견딜 만해', '아직 참아낼 수 있어' 하고 생각했다. 그러나 버티기만 하다가는 결국 한계에 다다른다. 우리의 노력과는 상관없이 치매는 계속 진행되기 때문이다. 치매는 시간이 지날수록 천 리를 가야 하는 힘든 여정과 같다.

4. 치매는 완치가 없다던데 계속 치료를 해야 할까요?

많은 보호자께서 이에 많은 의문을 품고 계십니다. 돌봄을 제공하는 보호자 관점에서 허무하다는 느낌이 들 수 있기 때문입니다. 현재 치매는 완치보다 증상이 나빠지지 않도록 관리하는 것에 가깝습니다. 하지만 치매란 당뇨나 고혈압과 같은 '질환'입니다. 그러므로 장기간에 걸쳐 진행되는 치매를 관리하기 위해서는 꾸준한 치료가 필요합니다.

07

치매도 드라마 같았으면 좋겠어요

나는 매주 주말마다 가족과 드라마를 보는 시간을 갖는다. 드라마를 볼 때면 주인공과 함께 울고 웃는다. 그 시간만큼은 내가 주인공이 된 것처럼 감정이입이 되기도 한다. 그러다가도 드라마가 끝나면 이내 내 일상으로 돌아온다. 치매도 이렇게 드라마 같았으면 얼마나 좋을까! 드라마처럼 할머니가 짠하고 치매에 걸리기 전으로 돌아갔으면 좋겠다. 과연 치매에 걸린 환자에게 해피엔딩이 있을까? 치매도 드라마처럼 해피엔딩으로 마쳤으면 좋겠다고 생각했다.

치매의 증상은 발병 이후 나타나는 증상이 거의 정해져 있다고 한다.

대체로 3단계로 나누어진다. 할머니가 집에 다시 오셨을 때는 제2기인 중증도 치매였다. 이 시기에는 일상생활 유지를 위해 상당한 도움이 필요한 단계다. 이때 다양한 '정신행동 증상'이 나타나는 경우가 있다. 감정 기복이 심해진다거나 공격적으로 변하는 행동도 이에 포함된다.

다행히 할머니는 '정신행동 증상'이 그리 오래가진 않았다. 정확한 이유는 알 수 없었다. 다만 낯선 사람이 아닌 가족끼리 돌보기 시작한 이후에 증상이 줄어들었다. 그래서인지 간혹 할머니의 기억이 돌아오기도 했다. 할머니는 아버지 성함을 기억하시기도 했다. 고향이 어디인지도 말씀해주셨다. 그리고 자신의 이름을 기억하실 때도 있었다. 이렇게 치매 중기에도 오래된 기억은 조금씩 남아 있다. 이럴 때면 우리 할머니가 치매인 척하는 것이 아닐까 싶었다. 아니, 그렇게 믿고 싶었다.

내가 할머니와 TV를 보고 있을 때 일이다. 할머니가 갑자기 일어나려고 하셨다. 처음 있는 일이었다. "일어나야지. 일어나서 밥해줘야지."라며 손을 짚고 일어나시려고 했다. 할머니는 다리를 구부릴 수도 펼 수도 없는 상태다. 무릎이 굳어서 일어날 수도 없다. 그러다 보니 할머니의 행동에 많이 놀랐다. 하지만 내가 놀란 모습을 보이면 안 될 것 같았다. 할머니가 자신이 못 걷는다는 사실을 알게 될까 두려웠기 때문이다. 그래서 나는 최대한 침착하게 행동했다.

"할머니, 우리 밥 먹었어. 일어나려고?"라고 물었다. 할머니는 "밥물을 올려야지. 그래야 아가들 밥 먹이지."라고 말씀하셨다. 그리고 다시 일어 나려고 손을 짚으셨다. 나도 할머니가 일어나셨으면 좋겠다. 드라마처럼 벌떡 일어나셨으면 좋겠다고 생각했다.

나는 할머니에게 "우리 밥 먹었으니깐 내일 밥해주세요."라고 말하며 기댔다. 할머니의 몸에 머리를 비비며 어리광을 피웠다. 그러자 할머니 는 내 머리를 쓰다듬어주셨다. 침착한 척했지만 내 두 뺨에는 눈물이 계 속 흘렀다. 이내 할머니는 다시 TV에 집중하기 시작하셨다. 이 상황을 잊으신 것 같았다. 할머니가 기억하는 곳은 어디쯤일까. 궁금했다. 그 속 에 내가 있을까? 아니면 할머니의 젊은 시절일까?

"내일이 어떻든 오늘은 웃으면서 끝까지 살아보자." KBS 2TV 〈같이 살래요〉에 이런 대사가 나온다. 치매에 걸려도 웃으면서 끝까지 살아보 려는 주인공의 대사이다. 드라마에서 극 중 주인공인 이미연은 치매에 걸렸다. 그녀는 자신이 치매에 걸렸다는 사실에 혼란스러워했다. 그러나 자신의 미래를 위해 하나씩 준비하기 시작했다. 그리고 가족에게 치매 가족 지침서를 나눠주며 함께 미래를 준비했다.

드라마처럼 할머니의 치매를 초기에 발견했더라면. 더 빨리 준비할 수 있는 시간이 있었더라면 얼마나 좋았을까. 가족을 알아보지 못하는 할머니를 보며 정말 힘들었다. 나는 치매를 전혀 알지 못했다. 이런 가족에게 돌봄을 받는 할머니 역시 힘드셨을 것이다. 그래서 후회가 많이 남는다. 할머니를 잘 모시다가도 '과연 집에서 모시는 것이 잘한 일인가.'라는 생각을 했다. 옆에 함께 있는 것 외에는 달리 할 수 있는 것이 없었다.

언젠가 할머니를 업고 병원에 다녀왔다. 할머니의 굳은 다리를 펴기 위해서 다녀온 것이다. 치료를 마치고 할머니를 업고 엘리베이터를 탔다. 나는 할머니를 위아래로 흔들며 장난을 쳤다. 아기를 재우듯이 말이다. 그러면서 나는 "할머니, 나한테 고맙지?"라고 물었다. 그때 할머니는 내게 "내가 너 키워준 값 받는 거야."라고 말씀하셨다. 내가 무슨 말을 들은 걸까. 내 두 귀를 의심했다. 나는 다시 물어봤다. 할머니는 또다시 내게 "품삯 받는 거야."라고 하셨다.

나는 놀라서 입을 다물 수가 없었다. 할머니는 내가 누구인지 기억하지 못하신다. 잠시 기억이 돌아오셨던 것일까? 나를 키워주신 값을 받고 있다고 말씀하실 줄은 정말 몰랐다. 집에 도착한 후 나는 할머니에게 "할머니, 나 키워준 값 돌려받는 거야?"라고 다시 물었다. 할머니는 그냥 배시시 웃으시기만 하셨다. 이 이야기는 우리 가족에게 잊지 못할 추억으로 남았다. 치매 할머니를 집에서 모시면서 울고 웃는 일이 참 많았다.

위와 같이 놀라는 일도 많았다. 할머니가 방귀를 뀌었을 때면 누가 방귀를 뀌었냐며 범인을 찾았다. 이렇게 울고 웃으며 할머니와의 마지막은 해피엔딩이기를 바랐다.

JTBC 〈눈이 부시게〉라는 드라마가 있다. 처음에는 노인이 되어버린 25세의 억울한 이야기인 줄로만 알았다. 그런데 아니었다. 알츠하이머 치매에 걸린 주인공 '혜자'의 이야기였다. 혜자는 25살인 자신이 갑자기 늙은 할머니가 되어버린 줄 알고 있었다. 그래서 아들이 아버지가 되었고 손자가 오빠가 되었다. 우리에게도 그랬다. 할머니는 언니와 나를 아가씨라고 불렀다. 엄마는 할머니에게 '아줌마'였다. 때로는 "여보슈"라고 불렀다. 처음에는 할머니가 나를 아가씨라고 부르는 모습에 많이 속상했다.

아들은 혜자에게 "어머님은 살면서 언제가 제일 행복하셨어요?"라는 질문을 한다. 혜자는 그 질문에 아들과 남편과 행복했던 시절을 떠올렸다. 언제가 제일 행복하셨냐는 질문을 듣자마자 혜자의 입가에 미소가 떠오른 것이다. 그러자 아들은 "어머니는 알츠하이머를 앓고 계십니다. 하지만 어머닌 어쩌면 당신의 가장 행복한 시간 속에 살고 계신 것일지도 모릅니다."라고 말했다.

할머니도 어쩌면 당신의 가장 행복한 시간 속에 살고 계신 것일까? 할머니도 할머니의 가장 행복했던 시간에 멈춰 계셨으면 좋겠다. 할머니의 가장 행복한 시절은 언제일까? 할머니의 젊은 시절일까? 아니면 나와 언니를 키워주실 때일까? 드라마의 마지막 장면에서 "후회만 가득한 과거와 불안하기만 한 미래 때문에 지금을 망치지 마세요. 오늘을 살아가세요. 눈이 부시게. 당신은 그럴 자격이 있습니다."라는 대사가 나온다.

나는 그 대사를 듣고 '할머니와의 불안한 미래를 생각하며 지금을 망쳤던 것은 아닐까?'라는 생각이 들었다. 나는 할머니의 치매 증상이 더 심해질까 두려웠다. 이제 와서 생각해보니 과거를 후회하고 미래를 두려워했던 것 같다. 할머니와 함께할 수 있었던 눈이 부신 날들을 왜 이렇게 두려워만 했을까!

치매에 걸린 환자, 치매 환자의 가족이 치매라는 두려움 속에 갇혀 있지 않았으면 좋겠다. 불안하기만 한 미래 때문에 지금을 망치고 있지 않은가? 그보다 오늘을 살아가길 바란다. 그렇게 살다 보면 치매도 드라마 같이 해피엔딩으로 끝날 수 있지 않을까? 눈이 부시게 말이다.

5. 치매 환자가 여름에도 겨울옷을 입으려 합니다.

치매 환자는 계절감이 둔해져서 철에 맞지 않는 옷차림을 하기도 합니다. 그래서 여름에 겨울옷을 입거나 겨울에 여름옷을 입기도 하죠. 계절에 맞는 옷만 장롱 속에 넣어두신다면 늘 계절에 맞게 옷을 꺼내 입으실 수 있습니다. 치매 환자가 혼란스럽지 않도록 선택지를 줄여주는 것이 필요합니다.

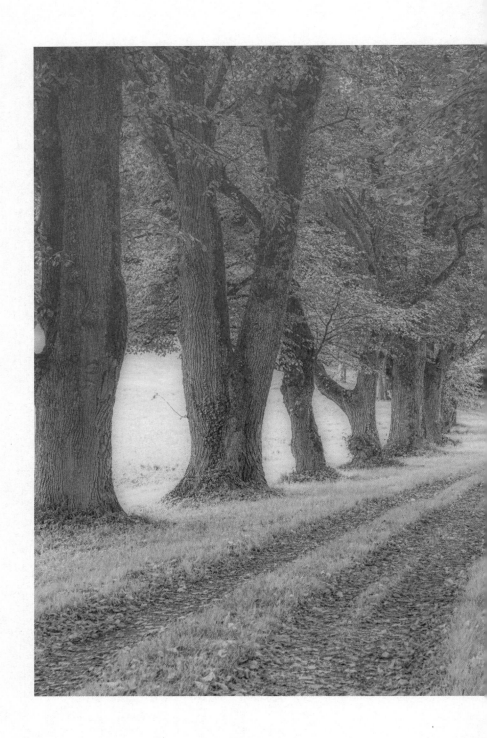

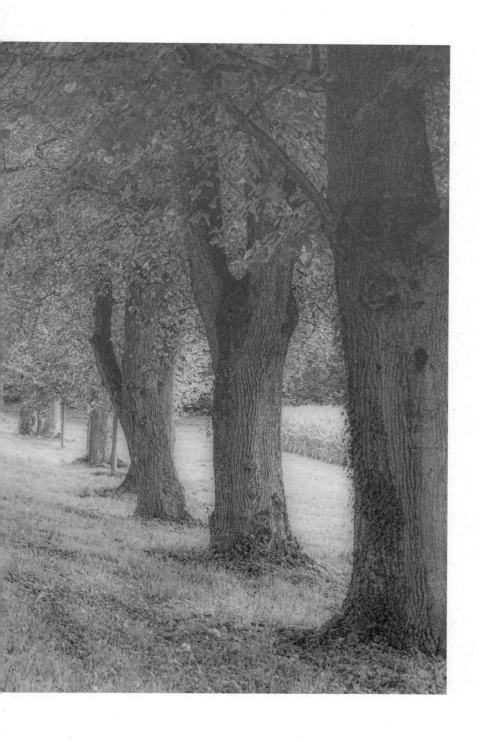

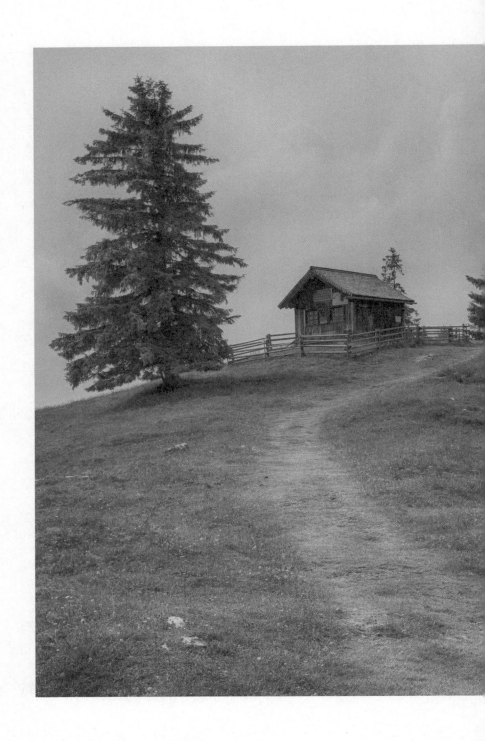

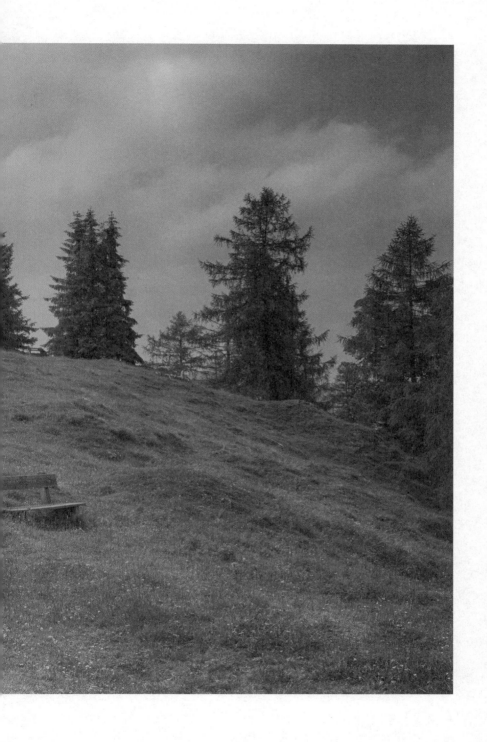

2장

치매는
처음인데
어떻게 하지?

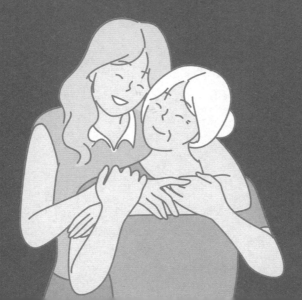

01

12분마다 1명씩 치매를 진단받는다

'누가 치매에 걸릴까?'

'똑똑하면 치매에 걸리지 않을까?'

'어떤 사람이 치매에 걸리는 것일까?'

치매는 이제 너무나 익숙한 단어가 되었다. 그런데 누가 치매에 걸리는지, 똑똑하면 치매에 걸리지 않는 것인지 궁금했다. 그러나 이 질문은 잘못 질문한 것이다. 누구나 치매에 걸릴 수 있기 때문이다. 치매는 노인에게만 나타나는 병이 아니다. 치매는 부자든 아니든 누구에게나 찾아올 수 있는 병이다.

치매는 이렇게 우리의 곁으로 조금씩 다가오고 있다. 그런데 치매가 코앞으로 올 때까지 빨리 알아차리지 못하는 것일까. 나는 처음에는 '할머니께서 그저 연세가 들어서 깜빡거리시는 거겠지.'라고 생각했다. '나이 탓일 거야.' 하고 생각했다. 그래서 나이가 들어가며 생기는 건망증이라 받아들였다. 하지만 그렇게 단순히 넘길 일이 아니었다.

언젠가 재가센터에서 집에 방문했다. 재가센터 센터장님은 한 달에 한번 정기적으로 할머니를 보러 오셨다. 오실 때마다 20분 동안 계셨는데 그동안 이런저런 이야기를 해주셨다. 그러다 옥수동에 사는 50대 초반의 박사님에 대해 듣게 되었다. 금전적인 여유에 화려한 이력을 갖고 계신분이 치매에 걸렸다는 것이다. 평생을 공부하며 살아온 사람에게도 치매가 찾아오다니 정말 깜짝 놀랐다. 게다가 50대는 자녀를 부양해야 하는 나이가 아닌가! 하지만 치매에 걸려 자녀의 도움을 받고 계신다고 했다. 나는 이때 젊은 사람도 치매에 걸릴 수 있다는 것을 처음 알게 되었다.

치매는 나이를 가리며 찾아오지 않는다. 많은 사람이 노인에게만 치매가 찾아온다고 오해하고 있다. 그러나 치매는 나이가 들어서 생기는 것이 아니라 '질병'이다. 그래서 모든 노인이 치매에 걸리는 것이 아닌 것처럼 말이다. 그러니 젊은 사람이라고 안심할 수 없다. 치매에 걸리고 싶은 사람은 아무도 없다. 그런데 치매에 걸리지 않기 위해 노력하는 사람이 얼마나 있을까? 혹은 치매로부터 내 가족을 지키기 위해 노력하는 사람이 얼마나 될까? 대부분 걸리지 않기 위한 노력도 가족을 지키기 위한 노력도 하지 않는다. 치매는 먼 나라의 이야기처럼 들리기 때문이다. 그러나 우리는 치매를 알아야 하고 지속해서 검사를 받아야 한다.

시니어클럽에 노인 일자리 참여자 대상 출강 교육을 하러 갔을 때의 일이다. 교육 전에 치매안심센터에서 나와 일자리 참여자 대상 치매 선별검사가 진행되고 있었다. 그런데 어르신들의 표정이 못마땅해 보였다. 치매안심센터 직원과 언쟁을 벌이기도 하셨다. 어르신들께서 왜 그러신 것일까? 교육 전 검사를 마치신 어르신들과 이야기를 나누었다. 알고 보니 치매 검사를 한 것에 대해 화가 나신 것이었다.

현재 만 60세 이상 대상 보건소나 치매안심센터에서 치매 선별검사를 진행하고 있다. 그런데 대부분 치매 검사를 받는 것을 꺼린다. 치매에 대해 부정적으로 인식하고 있기 때문이다. 또 다른 출강 교육을 하러 갔을 때의 일이다. 치매 검사 봉사자 대상 교육이었다. 검사를 거부하는 어르신들을 응대하는 데 어려움이 있다고 하셨다. 어르신들께서 "치매가 아닌데 왜 치매 검사를 해?", "내가 노망났다는 거야? 뭐야?"라며 화를 내신다고 했다. 언젠가 쫓겨난 적도 있다고 하셨다. 치매 검사에 대한 인식이 이렇다니 안타까운 일이다.

그런데 어르신들의 말씀을 잘 들어보니 정말 치매 선별검사라는 말이 치매 환자를 찾아내는 것처럼 들렸다. 마치 낙인을 찍는 말처럼 들리는 것이다. 내가 어르신의 입장이라도 화가 날만 했다. 치매 검사를 '뇌 건강 체크'처럼 조금 덜 불편한 말로 바꿀 수는 없는 것일까? 아니면 사람들이 치매 선별검사를 거부감 없이 받을 수 있도록 인식을 바꾸는 광고를 하면 어떨까? 라는 생각이 꼬리에 꼬리를 물었다. 치매는 정확한 진단이 필요하다. 건강검진을 하듯이 치매 검사를 할 수는 없을까? 그러다 내가 인식을 바꿀 수 있는 메시지를 전달해야겠다고 마음먹게 되었다.

가족 중 누군가가 치매 진단을 받는다면 어떻게 해야 할까? 내 가족 중 누군가가 치매에 걸렸다면 매우 당황스러울 것이다. 아니, 절망스럽기도 할 것이다. 나는 처음에 할머니가 치매라는 사실을 알고 계속 울기만 했다. 무엇을 어떻게 해야 할지 아무것도 몰랐기 때문이다.

먼저 가족들끼리 왈가왈부하는 것보다 보건소, 치매안심센터에서 선별검사를 받는 것이 더 좋다. 설마 하는 마음으로 병원에 갔다가 치매 진단을 받기도 한다. 그러니 당황스럽고 어쩔 줄 모르는 마음은 당연하다. 앞으로 무슨 일이 일어날까 불안하기도 할 것이다. 드라마에서 보던 치매 환자의 모습이 떠오를 수도 있다. 뉴스에 나오던 치매 환자가 배회하다가 추위에 떨다 사망했던 사건도 말이다.

그런데 치매 검사를 받는 과정이 순탄치 않다. 앞서 말한 것처럼 치매 검사를 받는 것을 거부하기 때문이다. 가족 중 누군가의 이상한 행동이 계속될 때 가족들은 치매 검사를 받자고 한다. 그런데 대상자는 자신은 치매가 아니라며 싸운다. 또는 주변의 누군가가 자신 어머니의 치매를 알아차리고 치매 검사를 권할 때도 싸움으로 번진다. 엄마도 아는 분의 아들에게 어머니의 치매 검사를 권했다가 욕을 들었던 적이 있다.

나는 가끔 정신건강의학과에서 상담을 받는다. 상담을 위해 기다리고 있을 때면 시무룩한 모습의 어르신과 초조한 안색의 여성분의 모습을 자주 본다. 대부분 치매 검사를 하러 방문하신 것이다. 시무룩한 어르신의 모습이 아직도 눈에 아른거린다. 자식들에게 민폐일까. 자신이 짐이 될까. 혹시나 치매에 걸린 것은 아닐까. 걱정하고 계시는 모습이 뻔히 보였다. 그러다가 환한 표정으로 나오는 어르신의 모습을 볼 때면 나도 함께 기뻤다. 슬픈 표정으로 나오시는 어르신의 모습을 볼 때면 내 마음이 아팠다.

우리 가족은 할머니께서 돌아가신 지금도 "그때가 할머니 치매의 시작이었나?"라는 말을 하곤 한다. '그때였나?'라며 그 당시 그저 나이 탓으로만 생각했던 일들을 떠올렸다. 그리고 할머니의 변화를 빨리 알아차리지 못했다고 자책하기도 했다. 100세 시대라 말하는 현재 우리는 치매를 친근하게 받아들일 필요가 있다. 거부하기보다는 친구처럼 옆에 두고 적극적으로 알려고 하는 노력이 필요하다.

나는 치매가 나와 상관없는 일이라고 생각했다. 워낙 정정하셨던 할머니가 치매에 걸릴 줄 상상도 못 했다. 그 때문에 치매를 알려고 하지 않았다. 전혀 알지 못한 세계였다. 그러다 보니 할머니의 치매를 너무나 늦게 발견했다.

조금만 더 일찍 알았다면. 할머니의 이상한 행동을 나이 탓이라며 그냥 넘기지 않았다면 아쉬움이 덜했을 것이다. 사랑하는 가족을 치매로부터 지키고 싶지 않은가? 나는 가족을, 지인들을 치매로부터 지키고 싶다. 다시는 후회하고 싶지 않기 때문이다. 그럼 무엇부터 해야 할까?

먼저 누구나 치매에 걸릴 수 있다는 것을 꼭 기억하자. 나 자신도 예외가 아니다. 만약 나처럼 가족이 치매 진단을 받았다면 그 사실을 받아들이기 힘들 것이다. 어느 누가 치매를 아무렇지 않게 받아들일 수 있을까? 치매라는 병을 받아들이는 것은 말처럼 쉬운 일이 아니다. 심지어 치매는 완치라는 개념이 없다. 하지만 치매 발병 이후에 어떻게 받아들이느냐, 어떻게 대처하느냐에 따라 결과가 달라진다. 행동 증상을 줄일 수 있다. 더불어 치매의 진행을 늦출 수도 있다.

아직도 '치매는 아직 먼 이야기야.' 하고 생각하는가? 그렇지 않다. 치매는 먼 이야기도 나와 상관없는 이야기도 아니다. 12분마다 1명씩 치매 환자가 발생하고 있다. 이는 우리가 잠을 자는 동안에도 27명의 치매 환자가 발생하고 있다는 것을 뜻하기도 한다. 더 나아가 2019년 조사에 따르면 우리나라 85세 노인 2명 중 1명이 치매 환자이다. 이제는 당신도 치매를 알아야 할 차례다.

6. 어머니께서 옛날 일을 잘 기억하시는데 정말 치매인가요?

중기 치매일지라도 오래된 일을 기억하는 경우가 많습니다. 그래서 주위에서 치매가 아니라고 잘못 생각하기도 합니다. 옛날 일은 잘 기억하더라도 최근에 있었던 일은 기억하지 못합니다. 단기 기억력의 저하가 먼저 생기기 때문입니다.

02

치매는 걱정한다고 해결되지 않는다

사람들은 치매를 얼마나 두려워할까? 2014년에 실시된 국내 치매 인식도 조사에서 나이가 들수록 암보다 치매를 더 두려워하는 것으로 나타났다. 우리나라뿐만 아니었다. 미국의 경우 암 다음으로 치매에 걸리는 것을 두려워했다. 또한, 영국의 경우 죽음이나 암보다 치매를 더 두려워한다는 결과가 나왔다. 죽음보다 더 두려운 것이 치매라니. 그렇다면 부모님, 배우자가 또는 가족 중 누군가가 치매에 걸리면 어떻게 해야 할까?

아무런 준비 없이 치매를 진단받았다. 뭐부터 해야 할까. 대부분의 치매 환자의 가족은 이런 상황에 놓이게 된다. '이제야 잘살아보겠다는데 하늘도 무심하시지.'라는 생각에 슬퍼하고 부인하기도 할 것이다. 어쩌면 마지막까지도 나를 괴롭힌다며 미워하고 원망할 수도 있다.

치매(Dementia)란 라틴어에서 유래된 말로 '정신이 없어진 것'이라는 의미이다. 정신이 없어진다는 말은 무엇을 뜻하는 것일까? 치매는 다양한 원인으로 인해 기억력을 비롯한 여러 가지 인지 기능의 장애가 나타난다. 언어 능력, 판단력, 시공간 능력, 집중력, 계산 능력 등에 장애가 생긴다. 더불어 시간, 장소, 사람을 착각하거나 잊는 등 지남력에도 장애가 생긴다. 대부분 치매를 단순히 기억만 하지 못하는 병으로 알고 있다. 그러나 그것이 전부가 아니었다.

할머니는 처음에 무엇인가 없어졌다며 의심하고 물건을 감추었다. 돈이 없어졌다며 칼을 들고 위협할 정도로 공격적인 행동을 보이기도 했다. 그러다가 우리가 누구인지 알지 못하셨다. 그리고 사는 집을 집이라고 생각하지 못하셨다. 그래서 자꾸만 내게 "집에 가야 한다. 집에 가야 해."라는 말씀을 하셨다. 더 나아가 말로만 듣던 벽에 똥을 바르는 행동이 나타나기도 했다. 어디가 아픈지, 무엇이 불편한지 표현하실 수도 없었다. 입안에 밥이 있는 것을 까먹고 음식을 씹지 않고 물고만 계시기도 했다. 돌아가시기 전에는 잘 웃으셨던 분이 전혀 웃지 않으셨다.

무서운 이야기처럼 들리겠지만, 내게는 현실이었다. 그러나 이 증상이 모두에게 나타나는 것은 아니다. 나는 할머니의 치매가 너무나 두려웠다. 아무런 준비도 하지 못한 채 할머니의 치매를 알게 되었다. 치매가 보내는 신호를 알아채지 못하는 동안 치매는 할머니의 기억을 앗아갔다. 결국, 걷지 못하는 할머니, 가족을 기억하지 못하는 할머니를 돌보기 위해 우리는 결정해야 할 것이 많았다. '어디서 할머니를 돌볼 것인가?', '누가 할머니를 돌볼 것인가?', '어떻게 돌볼 것인가?', '종일 같이 있을 수 없는데 어떻게 해야 할까?', '치매 환자를 위해 어떤 지원이 있는가?' 아무것도 알지 못했다.

우리 가족은 할머니를 잘 모시기 위한 대책을 세워야 했다. 머리를 맞대고 가족회의를 시작했다. 먼저 할머니를 어디서 모실 것인가 결정해야 했다. 우리는 평생을 함께 살아온 할머니를 집에서 모시기로 했다. 그리고 누가 주돌봄자가 될 것인가. 어떻게 할머니를 돌볼 것인가를 결정했다. 그런데 할머니와 온종일 같이 있을 수는 없었다. 그래서 어떤 지원을 받을 수 있을지 알아보았다.

그런데 치매는 모시는 가족만의 문제가 아니었다. 할머니를 모시는 동안 다른 가족과 갈등이 계속 일어났다. 특히나 치매를 잘 모르는 가족들이 할머니를 모시는 우리에게 모진 말을 하는 경우가 많았다.

할머니는 서운함을 많이 느끼셨다. 그리고 서운했던 일들을 삼촌에게 털어놓으셨던 적이 있다. 어느 날 삼촌이 엄마에게 "어머니를 잘 모시고 있는 것 맞냐? 몸에 바르는 오일을 너네만 쓰고 어머니는 못 쓰게 한다던데 맞느냐?"라며 말씀하셨던 적이 있다. 목욕하고 할머니께서 넘어지실까 오일을 등에만 발라 드렸던 것이 화근이었다. 이렇게 사소한 일에서도 갈등이 일어났다. 삼촌은 올 때마다 우리에게 할머니를 잘 돌보지 않는 것 같다고 말했다. '어머니의 살이 점점 빠지는데 식사를 안 드리는 것이 아니냐?', 어머니가 이렇게 되실 동안 너네는 무엇을 했느냐'라고 따져 물은 적도 있다.

그래서 치매는 가족 모두에게 알려야 한다. 치매를 모시는 가족만이 치매를 받아들이는 것은 금물이다. 다른 가족도 치매를 받아들이도록 해야 한다. 더불어 앞으로 치매로 인해 어떤 행동이 나타날 수 있는지 가족이 함께 정보를 공유하는 것이 좋다. 절대 쉬쉬하면 안 된다. 가족 모두에게 알려야 한다. 이때 아이들에게도 알리는 것이 필요하다.

나의 경우 가족들이 언니와 내게 할머니의 치매를 알려주지 않았다. 그래서 할머니가 나를 잊은 후에야 할머니의 치매를 알게 된 것이다. 미리 알았더라면 분명 달라졌을 것이다. 치매와 싸우지도 할머니를 미워하지도 않았을 것이다.

할머니를 돌보는 동안 삼촌은 속을 뒤집는 말만 하고 갔다. 나는 그때마다 화가 났다. 치매 환자를 돌보는 것만으로도 힘이 든다. 그런데 지지하기보다 오히려 비난을 했다. 오죽하면 나는 속으로 삼촌에게 '입으로만 걱정된다고 말만 하지 말고 지갑이나 여세요.'라고 말하고 싶던 것을 꾹 참았다. 그날 나의 명언은 '입만 열지 말고 지갑이나 열어라.'이다.

치매를 진단받은 이후에 치매 환자를 위해 어떤 지원을 받을 수 있을지 알아봐야 한다. 많은 사람이 잘 알지 못해 지원받지 못하는 일이 많다. 치매는 진행되면서 매우 심한 인지기능의 저하와 여러 가지 인지기능에 문제가 생긴다. 시간이 갈수록 점차 심해진다.

그로 인해 혼자서 일상생활을 하지 못하기도 한다. 그래서 혼자서 치매 환자를 돌볼 수 있다고 생각하지 말자. 혼자서 할 수 있는 일이 아니다. 그래야 지치지 않고 치매 환자를 돌볼 수 있다.

치매 환자는 노인장기요양보험을 통해 방문 요양, 주·야간 보호, 방문 목욕, 복지 용구 지원 등의 지원을 받을 수 있다. 먼저 지원을 받기 위해서는 장기 요양 등급을 받아야 한다. 만 65세 이상 또는 만 65세 미만일지라도 치매, 뇌혈관성 질환, 파킨슨병 등을 진단받은 경우에도 등급을 받을 수 있다.

할머니는 처음에 4등급을 받으셨던 것으로 기억한다. 이때 우리는 휠체어, 욕창 방지 매트, 욕창 방지 쿠션, 미끄러움 방지 양말 등을 대여하고 구매할 수 있었다. 복지 용구는 치매 환자의 안전한 생활을 돕는다. 뿐만 아니라 치매 환자의 잔존 능력을 유지하게 할 수 있도록 하기도 한다. 더불어 복지 용구를 사거나 대여할 때 비용을 지원받을 수 있다. 할머니께서는 관절 구축으로 인해 움직이시는 데 자유롭지 않았다. 그래서 욕창이 생기기도 했다. 욕창은 한번 생기면 잘 낫지 않는다. 그래서 욕창 예방 매트리스를 대여했다. 공기가 들어 있는 매트리스를 사용하자 욕창이 더는 생기지 않았다.

시간이 지나자 할머니는 일상생활에 전적인 도움을 받으셔야 했다. 그러자 사용해야 하는 복지 용구가 달라졌다. 할머니는 힘이 없으셔서 욕창 예방 매트리스에 오르고 내려오지 못하셨다. 두꺼운 책 한 권 정도의 높이였는데 내려오시다가 옆으로 넘어지시곤 했다. 시간이 더 흐르자 이번에는 할머니가 대소변 실수를 하셨다. 그러자 소변통보다는 기저귀를 많이 사용하게 되었다. 이렇게 복지 용구는 치매의 진행과 상황에 맞게 달리해야 한다.

치매안심센터에서도 도움을 받을 수 있었다. 할머니의 배설 장애에 대해 상담하자 한 달에 한 번씩 기저귀를 지원받을 수 있었다. 하루에도 수

십 개의 기저귀를 사용하는 데 이는 엄청 큰 도움이 되었다. 그뿐만 아니라 방수 매트, 간이 변기를 지원받을 수도 있다. 더불어 치매안심센터를 통해 배회 가능 어르신 인식표를 받을 수 있다. 또한 발판에 감지 센서가 있는 배회 방지용 매트나 GPS 형 단말기를 대여할 수도 있다. 집에서 가까운 치매안심센터에 문의하면 된다.

만약 가족 중 누군가 치매에 걸린다면 수많은 감정이 들 것이다. 만약 사랑하는 누군가가 치매에 걸리면 가슴이 저리고 슬플 것이다. 그러나 걱정만 하고 있지 말자. 바로 치매를 받아들이고 바로 준비 태세에 들어가자. 그래야 제대로 알고 제대로 돌볼 수 있다. 치매는 걱정하는 동안에도 계속 진행되고 있다. 치매는 걱정한다고 해결되지 않는다.

7. 어머님이 치매 진단을 받으셨습니다. 모든 것을 도와주어야 하나요?

치매는 긴 시간에 걸쳐 진행됩니다. 그러므로 당장 치매 진단을 받았다고 해서 아무것도 할 수 없게 되었다는 것을 뜻하지 않습니다. 그러니 치매 환자가 현재 '할 수 있는 일'과 '할 수 없는 일'을 먼저 구별해야 합니다. 할 수 있는 일은 옆에서 지지하고 할 수 없는 일에 도움을 준다는 마음가짐을 가져야 합니다.

03

공격적인 게 아니라 치매입니다

치매 환자를 돌보며 가장 힘든 것이 무엇일까? 바로 공격적인 행동이다. 괜찮아 보이다가도 갑자기 공격적인 행동이 나타나곤 한다. 어떤 날은 컨디션이 매우 괜찮다가도 어떤 날은 매우 나쁘기도 하다. 도대체 뭐가 문제인지 원인을 알 수도 없다. 대비할 새도 없이 나타나는 공격적인 행동에 치매 환자를 돌보는 이들은 나날이 지쳐간다.

나 역시 할머니의 공격적인 행동에 놀란 적이 한두 번이 아니다. 갑자기 나타나는 행동에 어찌할 바를 몰랐던 적도 있다. 게다가 공격적인 행동이 한번 나타나면 멈추지 않을 때도 있었다.

치매 환자에게는 이해할 수 없는 행동이 흔히 나타난다. 평소와는 전혀 다른 모습을 보이기도 한다. 평소에 점잖으셨던 분이 상상도 하지 못할 욕을 한다. 우리가 아무리 '도대체 왜 이러는 거야.'라고 화를 내거나 애원한다고 해도 행동이 줄어들지 않는다. 그런데 이러한 공격적인 행동은 모두 치매 때문이다. 그러나 너무나도 갑자기 나타나는 행동이라 감정적으로 대응하게 된다. 치매라는 것을 모를 때는 더더욱 그렇다. 하지만 치매라는 것을 알고 있다 하더라도 이성적으로 대하기가 쉽지 않다.

누군가 내 뒤통수를 갑자기 친다면, 기분이 어떨 것 같은가? 당황스럽고 화가 날 것이다. 치매 환자를 돌보는 일은 이와 같은 마음이 들 때가 있다. 즐겁게 웃다가도, 잠을 잘 자고 있다가도 갑자기 뒤통수를 맞은 것 같은 일이 종종 일어난다.

우리 가족은 매주 토요일마다 외식을 했다. 할머니께서 외식할 때면 식사를 아주 잘하셨기 때문이다. 외식하면 어찌나 식사를 잘하시는지 고기를 쉬지 않고 드시기도 했다. 그래서 외식을 해서라도 맛있는 음식을 많이 드시게 하려 했다. 그리고 외식을 할 때면 할머니는 기분이 참 좋으셨다. 화를 내신 적도 없다. 그래서 치매에 걸리셨을지라도 할머니와의 외식은 순탄했다. 그런데 이러한 평온한 외식은 그리 오래가지 않았다. 토요일 점심, 여느 때와 같이 외식을 하러 갔다. 할머니와 하남으로 장어구이를 먹으러 가는 길이었다. 그날, 할머니께서는 간밤에 잠도 잘 주무시고 아침에 일어나셨다. 그래서인지 컨디션이 매우 괜찮아 보였다. 덕분에 우리도 기분 좋게 하남으로 출발했다. 장어구이 집에 도착하니 토요일 점심이라 그런지 대기를 해야 할 정도로 사람이 많았다. 드디어 우리 차례가 되었다.

장어구이와 장어탕을 시키고 할머니의 죽을 꺼냈다. 곱게 간 죽과 장어탕을 드리면 식사를 기가 막히게 잘 드셨다. 이번에도 할머니께서 잘 드실 것이라 기대했다. 하지만 식사를 안 하려고 하셨다. 그래서 나는 할머니에게 "할머니. 우리 엄청 맛있는 장어 먹으러 왔는데? 한 번만 드셔보세요."라며 고기를 드렸다. 그런데 할머니께서 갑자기 소리를 지르셨다. "아녀. 아녀."라며 큰소리로 비명을 지르듯 내지르셨다. 처음 있었던 일이었다. 주위에서 모두 우리를 쳐다보고 있었다. 주위에서 수군거리는 소리가 귀에 들려왔다. 나는 할머니에게 "할머니, 왜 이러는 거야? 갑자기 이러면 어떻게 해?"라며 따져 물었다. 할머니는 그러거나 말거나 씩씩거리면서 우리를 째려보셨다.

도대체 왜 이러는 것일까? 당황스러웠다. 할머니의 행동을 이해할 수 없었다. 그러나 우리는 이유를 이미 알고 있다. 치매 때문에 이러한 행동이 나타난 것이다. 그러나 행동의 정확한 원인을 알 수 없다. 너무나 다양한 이유가 원인이 될 수 있기 때문이다. 그러나 화를 내거나 소리를 지르는 것은 뭔가 불안하거나 불편하다는 뜻이기도 하다.

치매에 걸리면 성격이 변한다는 말을 들었던 적이 있다. 갑자기 사소한 일에 화를 내거나 고집을 부리기도 한다는 것이다. 평소에 알던 할머니의 모습이 아니었다. 집에서 공격적인 행동이 보이긴 했으나 밖에서 그러셨던 적은 없었다. 결국 우리는 모든 음식을 포장해달라고 했다. 그리고 도망치듯이 장어구이 집을 나왔다.

나는 할머니가 공격적인 행동을 할 때마다 답답했다. 치매인 것을 알고 있음에도 불구하고 자꾸 못된 말이 먼저 나갔다. 의연하게 대처할 수 없었다. 나는 할머니에게 "우리랑 같이 살고 싶지 않은 거야?", "나를 왜 이렇게 못살게 구는 거야?"라며 소리를 지르곤 했다. 그러면 할머니는 내게 더욱 공격적으로 행동하셨다.

치매 환자의 말도 안 되는 행동이나 공격적인 행동은 치매로 인한 것이다. 그러나 치매 환자의 보호자와 돌보는 이들은 이를 쉽게 받들이지 못한다. '엄마가 갑자기 왜 이렇게 변한 걸까.', '아버지께서 원래 이러시는 분이 아닌데.'라며 부모의 치매를 제대로 보지 못하기도 한다. 치매로 인한 것을 '머리'로는 알지만 '가슴'으로 받아들이지 못한 것이다. 나 역시 같은 경험을 했다. 자꾸만 할머니의 행동을 고치려고 들었다. 할머니의 치매에 맞서 싸우려 했다.

'머리'로는 알지만 '가슴'으로 받아들이지 못하는 이유는 뭘까? 대개 이전의 모습을 생각하기 때문이다. 치매에 걸리기 전의 모습을 생각하며 현재를 제대로 바라보지 못하는 것이다. 치매 진단을 받고 나서 점점 이전과는 다른 모습을 보게 된다. 그러니 치매를 잘 이겨내기 위해서는 '과거'가 아니라 '현재'를 봐야 한다. 과거는 버려야 한다!

우리는 누구보다 할머니의 공격적인 행동이 치매 때문인 것을 알고 있었다. 그러나 할머니의 치매를 '가슴'으로 받아들이지 못했다. 내가 집에 없는 동안 엄마가 할머니의 식사를 챙겨드리게 되었다. 일이 바쁜 와중에도 집에 들러 음식을 드리는 것이었다. 엄마는 할머니에게 밥 한 숟가락을 떠서 드렸다고 한다. 그런데 할머니가 "뭔 줄 알고 내가 이걸 먹어?"라며 숟가락을 쳐냈다고 한다. 엄마는 다시 밥을 떠서 드렸다. 그러나 할머니는 또다시 숟가락을 쳐내며 발로 쟁반을 엎으셨다고 한다.

엄마는 화를 주체하지 못하고 결국 할머니의 등을 한 대 때렸다고 하셨다. 그리고 엄마는 할머니에게 "어디 한번 굶어봐."라며 식사를 치우셨다. 나는 집에 돌아와서야 있었던 일을 들었다. 그리고 서둘러 할머니의 식사를 챙겼다. 할머니는 순한 얼굴을 하고 계셨다. 이렇게 하루에도 여러 번 할머니의 모습이 바뀌었다.

엄마는 할머니가 돌아가시고 '현재'를 제대로 보지 못했던 것을 후회하셨다. 할머니의 치매를 '가슴'으로 이해하지 못했던 것을 후회하셨다. 나또한 후회하는 일들이 참 많다. 그렇다고 공격적인 행동을 무조건 이해하라는 말은 아니다. 다만 공격적인 행동이 치매라는 것을 인지하고 마음으로 받아들이는 자세를 가져야 한다는 것이다.

공격적인 행동은 치매로 인해 나타나는 정신행동 증상 중 하나에 해당한다. 치매의 정신행동 증상은 다양한 원인에 의해 발생한다. 약물 부작용에 의한 행동일 수도 있다. 또는 환자의 건강 상태에 따라 나타나기도한다. 그 때문에 먼저 치매로 인한 것이라는 것을 알고 치매 환자의 행동을 관찰할 필요가 있다. 그래야 환자의 증상을 제대로 볼 수 있다. 더불어 치매 환자의 공격적인 행동을 담당 의사와 상담해보는 것도 좋은 방법이다.

그 무엇보다 중요한 것은 치매 환자를 돌보는 사람의 태도이다. 치매환자가 공격적인 행동을 할 때 화를 내거나 다그치는 행위를 하면 안 된다. 오히려 공격적인 행동이 증폭될 뿐이다. 잠시 그 상황에서 한 발짝 떨어질 필요가 있다. 때로는 치매 환자의 관심을 다른 곳으로 돌리는 것도 좋다.

한 발짝 떨어져서 보면 치매 환자의 공격적인 행동에는 불안이 있다. 우리 할머니 역시 그랬다. 누군가가 밥에 독을 탔을지도 모른다는 불안 감에 식사를 드시지 않으셨다. 낯선 곳에 가면 버려질지도 모른다는 두려움을 갖고 계셨다. 목욕을 위해 옷을 벗길 때나, 기저귀를 교체하려고 할 때면 공격적인 행동이 더욱 나타났다. 이렇게 할머니의 공격적인 행동에도 일종의 패턴이나 이유가 있었다. 치매를 머리와 가슴으로 이해하려고 하자 할머니의 행동이 제대로 보이기 시작했다.

치매 환자의 공격적인 행동으로 감정이 상하거나 때론 화가 날 수도 있다. 이럴 때면 속에서 천불이 나기도 한다. 그런데 치매 환자는 있었던 일을 기억하지 못한다. 그러니 치매 환자의 행동에 감정적으로 대응하지 말자. 과거에 빠져 치매 환자의 현재의 모습을 받아들이지 못하는 어리석은 짓은 하지 말자. 그러기엔 우리가 이겨낼 싸움이 너무나도 잦다.

8. 치매 환자가 갑자기 화를 내며 때리려고 합니다.

이러한 행동은 병으로 인한 것이지 일부러 괴롭히거나 미워서 하는 행동이 아닙니다. 공격적인 행동에는 다양한 이유가 있지만 대개 자존심이 상했을 때 가장 많이 나타납니다. 그러한 경우라도, 공격적인 행동에 맞서 싸우려 들지 마세요. 치매로 인한 행동임을 꼭 기억해주시길 바랍니다. 그리고 마음을 가라앉히고 차분한 모습을 보여주세요. 시간을 잠시 갖고 관심을 다른 곳으로 돌리는 것도 좋습니다.

04

혼자 애쓰지 말고 함께 해야 한다

내가 요양원에 실습을 하러 갔을 때의 일이다. 나는 담당 선생님을 따라 8시간 동안 실습을 해야 했다. 이렇게 실습으로 다양한 것들을 배우게 되었다. 먼저 나는 요양원 청소를 맡았다. 그리고 선생님께서 주신 간식을 어르신들께 나눠드렸다. 어르신마다 간식이 달랐고 도움이 필요한 분도 계셨다. 어르신의 간식을 모두 챙겨드리고 TV를 보는 곳으로 나왔다. 선생님은 내게 잠시 앉아서 쉬라고 하셨다.

그때 한 할머니께서 내게 걸어와 옆에 앉으셨다. 할머니는 요양원의 터줏대감이라 불리는 김 할머니셨다. 김 할머니는 "저 사람 말 듣지 마.

아주 못된 사람이야."라며 내게 말씀하셨다. 그 말을 시작으로 김 할머니께서 이야기보따리를 푸셨다. 그런데 담당 선생님의 욕을 내게 하시는 것이다. 나는 실습생이라 눈치를 살폈다. 하지만 그렇다고 김 할머니의 이야기를 끊을 수도 없었다. 그러더니 김 할머니는 갑자기 선생님께 "잠을 자는데 자꾸 난간을 세우니 내가 잠을 잘 수가 있어야지."라며 화를 내셨다.

선생님은 김 할머니께 "난간은 꼭 해야 하는 거예요."라며 말씀하셨다. 그렇게 두 분의 언쟁은 계속 이어졌다. 그러다가 김 할머니는 편하게 자고 싶다며 침대로 가셨다. 담당 선생님은 침대 난간을 올리셨다. 그러면서 내게 "김 할머니께서 혼자 걷지 않으시도록 옆에서 잘 지켜봐주세요."라고 하셨다. 이전에 김 할머니께서 혼자 걷다가 넘어지셨던 일이 있었다고 했다. 그런데 김 할머니께서 내게 난간을 잠깐 내려달라고 하셨다. 나는 내가 옆에 있으면 되니 편하게 주무실 수 있도록 난간을 내려드리자고 생각했다. 선생님께서 깜짝 놀라며 내게 달려오셨다. 그리고는 바로 침대 난간을 올리셨다.

담당 선생님께서는 내게 "한 번 두 번 왔다 가는 사람이 모든 것을 다 받아주고 나면 나는 어떻게 하냐. 나는 그 이후에 많은 것을 견뎌야 한다."라고 하셨다. 혼이 난 것이다. 선생님은 점심시간에 내게 김 할머니에 대한 이야기를 해주셨다. 김 할머니는 여섯 남매의 어머니이시다. 김 할머니는 여섯 남매 모두에게 '선생님이 간식을 빼앗는다. 밥을 안 준다. 못살게 군다.'라며 하소연을 하셨다고 한다. 그러면 여섯 남매가 저마다 담당 선생님에게 그러지 마시라며 한마디씩 하고 가신다는 것이다.

여섯 남매의 한소리를 들을 때마다 정말 미칠 것 같다고 하셨다. 안전을 위해 꼭 해야 하는 일인데도 김 할머니는 화를 내셨다. 그리고 찾아오는 가족마다 담당 선생님께 감사의 인사가 아닌 화를 내셨다고 했다. 내가 선생님의 입장이라면 정말 화가 날 것 같았다. 그런데 선생님은 미운 마음보다는 병을 먼저 생각하셨다고 했다. 내가 이렇게 와서 김 할머니의 요구를 들어주면 결국 계속 돌보는 사람이 너무 힘들어지는 것이다.

가까운 가족이 돌보는 사람을 힘들게 하기도 한다. 위와 같이 곁에서 치매 환자를 돌보는 사람의 말을 듣지 않는 것이다. 언젠가 삼촌이 할머니를 뵈러 오실 때마다 할머니는 밥을 못 먹었다고 하셨다. 그 이야기를 들은 삼촌은 곧이곧대로 할머니의 말만 믿으셨다. 내가 아무리 식사를 하셨다고 말해도 삼촌은 믿지 않으셨다. 할머니는 하루에 3끼를 모두 챙겨 드셨는데도 살이 빠지셨다. 나도 속상하던 터였다. 그런데 삼촌은 내게 "뭐 한다고 밥도 안 주냐? 할머니 살이 계속 빠지시니."라고 말씀하셨다. 가족이라는 사람이 불난 곳에 부채질하는 것이다.

그래서 가족들과도 치매 환자의 상태와 치매 증상에 대해 공유하는 것이 중요하다. 그렇지 않으면 치매 환자의 상태에 대해 잘 알지 못하는 가족이 치매 환자의 말만 믿고 의심하는 경우가 생길 수도 있다. 이는 돌보는 사람에게 상처를 주어 가족 싸움으로 번지기도 한다.

더 나아가 가족이 치매라는 사실을 이웃에게 알릴 필요가 있다. 이웃이 가족의 눈을 대신해줄 수 있기 때문이다. 이웃이 치매라는 사실을 모르고 있다면 치매 환자가 집 밖에서 배회하더라도 이상하게 여기지 않는다. 빠른 대처를 위해서는 병을 널리 알리는 것이 좋다. 그러나 가족이 치매라는 사실을 알리는 것에 거부감을 느끼는 이들도 있을 것이다. 하지만 이웃이 가족보다 치매 환자의 치매를 먼저 알아채는 경우가 종종 있다. 실제로 이웃이 가족의 변화를 알려주기 전까지 자신의 가족이 치매에 걸렸으리라고 한 번도 의심해 본 적이 없다고 말하는 이들이 적지 않았다.

엄마가 일하는 곳에서 있었던 일이다. 엄마가 일하시는 곳에는 여러 상가가 모여 있다. 그곳에서 엄마는 주 할머니와 친해지셨다. 주 할머니는 우리 집에 놀러 오셔서 잠깐 주무시다 가시기도 했다. 그런데 어느 날부터 주 할머니의 행동이 이상했다. 엄마를 참 예뻐하셨는데 어느 순간 엄마를 도둑 취급하시는 것이었다. 주 할머니는 주변 사람들에게 엄마가 자신의 통장 비밀번호를 알아내서 돈을 모두 빼갔다고 소문을 냈다. 그래서 어떤 남자가 엄마에게 신고하겠다며 따지러 찾아오기도 했다.

주 할머니의 행동에 우리 할머니의 모습이 겹쳐 보였다. 그래서 엄마는 주 할머니의 아들에게 조심스럽게 연락을 취했다. 그러고는 주 할머니와 엄마 사이에 있었던 이야기를 전했다. 그리고 우리에게도 비슷한 일이 있었다는 것을 전했다. 그러면서 주 할머니를 걱정하는 마음에 병원에서 치매 검사를 하기 바란다고 전했다. 그런데 주 할머니의 아들이 엄마에게 화를 내기 시작했다. "무슨 소리를 하시는 거예요. 아들인 제가 알아서 해요."라고 말이다.

결국, 주 할머니는 치매를 진단받았다. 주 할머니의 막내아들이 그 사실을 알려주었다. 어느 날 막내아들이 엄마에게 "이제야 사장님의 마음을 알게 되었어요. 지금 제 아내가 똑같이 겪고 있습니다. 죄송했습니다."라는 문자를 한 것이다. 이렇게 이웃이 가족의 변화를 먼저 알아채기도 한다. 그러니 병을 널리 알려라. 그러면 주변에서 많은 도움의 손길을 내밀 것이다.

나는 치매 할머니를 돌보던 중에 처음 본 사람의 도움을 받은 적도 있다. 나는 3개월에 한 번씩 검사와 약을 받기 위해 할머니와 병원에 갔다.

그런데 할머니의 약은 항상 외부 약국까지 나가서 받아야 했다. 날이 따뜻할 때는 나 혼자서 할머니를 모시고 갈 수 있었다. 그러나 날이 추울 때면 할머니를 모시고 밖으로 나가기 힘들었다. 언젠가 날이 정말 추워서 할머니를 병원에 혼자 두고 잠깐 나갔다 와야 했다. 혹시라도 할머니가 자신을 버리고 간다고 여기고 불안해하실까 봐 반복해서 잠깐 나갔다 오겠다고 말하던 중이었다. 갑자기 한 아주머니께서 내게 다가오셨다.

아주머니는 내게 "내가 할머니와 잠깐 있을게요. 마음 편하게 다녀와요."라고 말씀하셨다. 정말 감사한 일이었다. 아주머니는 자신의 어머니도 치매에 걸리셨다며 편하게 다녀오라고 하셨다. 덕분에 나는 걱정을 덜고 약국에 다녀올 수 있었다. 이렇게 나는 처음 본 사람에게 도움을 받기도 했다. 그러나 이러한 도움을 받지 못할 때도 당연히 있었다.

그래서 병원에는 주보호자와 함께 한 사람이 더 병원에 같이 가는 것이 좋다. 주보호자가 약을 받으러 가거나 할 때 치매 환자를 혼자 둬서는 안 되기 때문이다. 치매 환자에게 잠시 기다려달라고 말해도 어딘가로 움직일 수도 있다. 나의 경우에 할머니께서 걷지도 휠체어를 미는 것도 하지 못하셨기에 가능했을 뿐이다. 그렇지 않다면 무조건 함께 다녀야 한다. 나 역시 할머니를 잃어버릴 수도 있었다.

"병 자랑은 하여라."라는 속담이 있다. 혼자서 애태우지 말고 다른 사람에게 널리 알리라는 뜻이다. 그렇다면 좋은 치료법이나 다양한 정보를 얻을 수 있다는 말이다. 치매 환자를 집에서 모실 때 다른 사람에게 알리는 것이 좋다. 다른 가족이든 이웃이든 많으면 많을수록 좋다. 간혹 치매에 대한 부정적인 인식 때문에 가족의 치매를 알리지 않는 경우가 있다. 그러나 그로 인해 도움의 손길을 받지 못할 수도 있다. 그러니 제발 병자랑은 하여라.

9. 치매에 대한 궁금한 점을 물어볼 수 있는 곳이 있나요?

치매상담콜센터에서 365일 언제 어디서나 궁금한 사항을 물어보실 수 있습니다. 24시간 상담할 수 있으며 국번 없이 1899-9988로 연락하면 됩니다. 또한, 톡톡교육연구소 네이버 카페에서도 치매에 대한 많은 정보를 얻으실 수 있습니다.

05

최고의 돌봄은 아는 것입니다

언젠가부터 할머니와 엄마 사이에 갈등이 자주 일어났다. 할머니의 왠지 모를 행동으로 인해 싸움이 발생했다. 당시에 할머니는 돈, 물건, 음식에 대해 집착하셨다. 할머니는 집에 오는 손님들에게 음식을 주지 못하도록 장롱 속에 음식을 몰래 숨기셨다.

처음에는 이 사실을 알지 못했다. 집에서 썩은 냄새가 나고서야 알게 된 것이다. 할머니의 장롱 속에서 과일과 반찬이 썩고 있었다. 그런데 할머니의 왠지 모를 행동은 이뿐만이 아니었다. 할머니께서 자주 '음, 그~ 저, 거시기'라는 말을 사용하실 때도 치매일 것이라 생각하지 못했다.

치매 초기에 어떤 행동이 나타나는지 알고 있는가? 대부분 모를 것이다. 그런데 치매에 대해 알고 있는 것만으로도 내 가족을 지킬 수 있다. 내 가족의 '왠지 모를 행동'을 바로 알아채고 준비할 수 있다는 말이다. 치매는 초기 대응이 중요한 질병이다. 치매를 초기에 발견하면 빠르게 치료하여 진행을 늦출 수 있기 때문이다. 그런데도 사람들은 치매에 대해 알려고 하지 않는다. 나는 내가 치매를 공부할 줄은 꿈에도 몰랐다. 나는 치매는 우리가 반드시 알아야 하는 상식이라고 생각한다.

나는 치매의 진행 속도가 얼마나 빠른지 몰랐다. 또한, 치매 환자를 어떻게 돌봐야 하는지, 어떤 준비를 해야 하는지, 무엇을 신경 써야 하는지 전혀 알지 못했다. 그렇게 준비할 새도 없이 할머니의 치매는 계속 진행되었다. 멈춰달라고 애원해도 소용없었다. 집안에 치매 환자가 생기면 집안이 발칵 뒤집힌다. 누군가는 치매가 진행되는 동안 옆에 있는 사람은 무엇을 했냐며 화를 낸다. 또 다른 누군가는 치매 환자를 붙잡고 불쌍해서 어떻게 하냐며 울기도 한다. 이 또한 치매 환자를 받아들이는 과정이다. 그 와중에도 치매는 계속 진행되고 있다. 끝끝내 누군가가 치매 환자를 돌볼 것인지, 시설에 모실 것인가 결정하게 될 것이다.

나는 할머니가 가족을 전혀 알아보지 못할 때까지 할머니의 치매를 제대로 알지 못했다. 어째서 이렇게도 몰랐을까! 어째서 치매에 대해 무지

했을까! 결국, 할머니가 나를 알아보지 못하고 나서야 돌봄 준비를 하게 되었다. 그러나 막상 큰마음을 먹고 준비를 해도 돌봄에는 너무나도 많은 시련이 기다리고 있었다.

할머니의 치매와 잘 지내고 있다고 생각할 즈음 '정신행동 증상'이 시작되었다. 이사 후 온 집안을 돌아다니며 계속 배회하셨다. 걷지 못하시는 할머니는 손목이 부을 때까지 엉덩이를 밀며 계속 집안을 돌아다니셨다. 할머니의 행동을 멈추기 위해 노력해도 낮이고 밤이고 계속되었다. 특히 밤만 되면 할머니는 집에 가야 한다며 현관에서 소리를 지르셨다. 팔을 뻗어도 문을 열 수 없으니 문을 계속 두드리셨다. 나는 이웃에게 피해가 될까 걱정이 되었다.

그럴 때면 할머니와 나의 싸움이 시작되었다. 할머니는 집에 가겠다고 소리를 지르셨다. 나는 할머니에게 "여기가 집이야. 이 밤에 어딜 가려고 해."라며 소리를 질렀다. 그러다 할머니를 방으로 모셔왔다. 그러면 내 성질에 못 이겨 할머니는 다시 누우셨다. 그러다 내가 잠자리에 들 때쯤 할머니는 다시 일어나 현관을 두드리셨다.

사실 나는 치매와 말도 안 되는 싸움을 하고 있었다. 치매에 대해 이해하지 못하는 상황에서 치매 환자를 돌보게 되면 여러 가지 오해가 생긴다. 치매 증상으로 인한 것인데 치매 환자와의 관계가 악화하기도 한다. 치매를 알지 못하면 치매 환자의 행동을 이해할 수 없기 때문이다. 가끔 치매 환자의 행동이 치매로 인한 것을 자각하지 못할 때가 있다. 그러다 보면 감정적으로 치매 환자를 대하게 된다. 자꾸 싸움이 된다. 그러다가 결국 지쳐버린다. 나 역시 치매인 것을 알고 있음에도 자꾸만 할머니에게 감정적으로 대했다.

나를 위해, 치매 환자를 위해 우리는 치매가 어떤 병인지 알아야 한다. 그래야 치매 환자의 행동을 조금이라도 이해할 수 있다. 시간이 흐르면서 나타나는 치매 환자의 문제 행동을 제대로 볼 수 있다. 더불어 치매 환자를 대하는 방법을 알아야 한다.

언젠가 출강 교육을 하러 갔을 때의 일이다. 한 청중에게 "지금 제 어머니께서 치매에 걸리셨습니다. 현재 제가 모시려고 하는데 뭘 어떻게 해야 하나요?"라는 질문을 받았던 적이 있다. 어머니는 다행히도 치매를 초기에 발견하셨다고 했다. 나는 이 청중에게 "치매에 대해 얼마나 알고 계시나요?"라고 물었다. 역시나 어린아이가 되는 병, 기억을 잃는 병이라고만 알고 계셨다. 나는 치매가 어떤 병인지 제대로 알아야 제대로 된 돌봄을 할 수 있다고 말했다. 그러면서 나의 경험을 전했다. 치매가 어떤 병인지 알자 도둑 망상을 보이는 할머니에게 더 감정적으로 대응하지 않게 되었다. 이전에는 할머니가 원망스럽고 미웠다. 그래서 화내며 시시비비를 가리기 바빴다. 그러나 이후에는 할머니가 무엇인가 없어졌다며 화를 내도 더는 시시비비를 가리거나 설득하려 하지 않았다. 감정적 대응은 오히려 역효과를 초래할 수 있기 때문이다. 할머니의 말씀을 충분히 듣고 공감했다. 그리고 함께 없어진 물건을 찾아봤다. 그러다 할머니에게 "할머니, 맛있는 호박죽 드실래요?"라며 관심사를 다른 곳으로 돌리려 했다. 그러면 할머니는 호박죽을 맛있게 드셨다. 그러다 보면 잃어버렸다는 물건을 찾는 걸 잊으셨다. 그러자 화내는 일 없이도 할머니의 도둑 망상을 잘 넘길 수 있었다.

밤마다 할머니가 배회하시면 먼저 그 원인을 찾기 위해 노력했다. 화장실을 가고 싶은 것인지, 불안해서 그런 것인지를 알아야 했다. 불안함 때문에 배회 행동을 하실 때면 나는 수면등을 켰다. 옆에 사람이 있다는 것을 알려드리기 위함이었다. 그리고 나는 할머니에게 스킨십을 하며 어리광을 피웠다. 어떨 때는 할머니에게 배가 아프다며 배를 쓰다듬어 달라고 말했다. 그러면 할머니는 내 옆에 누워 내 배를 만져주시다 주무시기도 했다.

치매를 알아야 치매 환자의 상태를 제대로 받아들이고 제대로 돌볼 수 있다. 처음에는 할머니가 나를 싫어해서, 나를 골탕 먹이려고, 나를 힘들게 하려고 그런 행동을 하시는 줄 알았다. 안 그래도 힘든데 더 힘들게 한다며 할머니에게 화만 냈다. 그러나 치매를 알자 할머니의 본심이 아니라는 것을 알게 되었다. '오해'가 아닌 '이해'를 하게 된 것이다. 그러자 할머니가 어린 나를 사랑해주셨던 것처럼 할머니를 사랑하며 돌보는 것이 가능해졌다. 그런데도 나도 사람인지라 할머니의 갑작스러운 행동에 가끔 화가 나기도 했다. 하지만 이제는 오해가 아닌 대처를 하기 시작했다.

치매에 걸리고 싶은 사람은 없다. 그러나 치매는 누구나 걸릴 수 있는 병이다. 만약 가족 중 누군가 치매에 걸린다면 치매라는 사실에 극심한 두려움에 휩싸일 것이다. 두려움이란 잘 모를 때, 제대로 알지 못할 때 나타나는 감정이다. '아는 것이 두려움을 이긴다.'라는 말이 있다. 두려워하고만 있을 수 없다는 말이다. '아는 만큼 보이고 아는 만큼 들린다.'라는 말처럼 최고의 돌봄은 아는 것이다. 알아야 제대로 볼 수 있다. 알아야 두려움을 이길 수 있다.

10. 하루에도 몇 번씩 집에 가야 한다며 집 밖으로 나가려 합니다.

장소에 대한 지남력 장애가 있는 치매 환자는 자신이 있는 곳을 인지하지 못하기도 합니다. 더불어 익숙한 환경을 그리워한다는 것을 의미하기도 합니다. 그러니 현실을 알려주기보다는 찾아 헤매는 집에 관한 이야기를 들어보는 것이 좋습니다. 그뿐만 아니라 치매에는 때론 '하얀 거짓말'이 명약입니다. "간식 드시고 함께 집에 가요."라는 식으로 현재 상황에서 다른 것으로 관심을 유도하는 것은 어떨까요.

사랑하는 사람이 당신을 못 알아본다면

사랑하는 사람이 치매에 걸린다면 어떤 마음일까? 상상해본 적이 있는 가. 나는 상상하고 싶지도 않다. 하지만 내게 이러한 일이 생겼다면 어떤 마음을 가져야 할까? 나는 할머니의 치매를 알고 부인하며 다른 병원에 가봐야겠다는 생각이 들었다. 도무지 믿어지지 않았기 때문이다.

사랑하는 할머니가 나를 아가씨라고 불렀다. 할머니는 가족을 알아보지 못할 뿐만 아니라, 자신이 버려질까 봐 항상 불안에 떨었다. 자신을 버릴까 봐. 자신을 버리고 가버릴까 봐 출근하는 우리를 붙잡고 가지 말라고 애원하셨다. 할머니가 왜 이런 벌을 받은 것일까? 치매는 처음 겪는 일이었다. 게다가 다른 이도 아닌 내가 그토록 사랑한 할머니가 나를 못 알아보는 현실에 어찌할 바를 몰랐다.

많은 사람이 '내가 사랑하는 사람이 치매에 걸린다면.'이란 생각은 해본 적이 거의 없을 것이다. 생각조차 무섭기 때문이다. 치매 할머니를 겪은 내게 이 질문은 또 다른 두려움이었다. 할머니를 돌보는 중에 '만약 엄마가 치매에 걸린다면 어떻게 해야 할까?'라는 생각을 한 적이 있다.

그 당시 나는 할머니와 병원에 입원해 계신 엄마를 모두 돌보고 있었다. 할머니의 모든 일상과 집안일을 책임지고 있었다. 그러면서 엄마를 챙겨야 했다.

엄마는 3개월 동안 3번의 큰 수술을 겪으며 나날이 살이 빠져갔다. 엄마를 대신해 혼자 일하는 언니는 내게 어떤 도움을 줄 수 없었다. 이때는 내게 너무나 힘든 시간이었다. 아주 버거운 시간이었다. 엄마도 할머니도 집안일도 모두 '나 혼자' 책임지고 있는 것 같았기 때문이다.

나는 중환자실에 있는 엄마의 얼굴을 닦아주며 '내가 모두를 잘 책임질 수 있을까?'라는 생각을 한 적이 있다. 사실 두려웠다. 엄마도 할머니처럼 나를 알아보지 못하는 상황이 올까 봐.

할머니를 돌보다가 후다닥 엄마를 위한 도시락을 준비했다. 그렇게 엄마를 챙기다가 할머니를 돌보러 가야 했다. 이럴 때면 내게 할머니를 맡긴 엄마를 원망했다. 그리고 언니가 미웠다. 또한 버거워하면서도 무엇하나 포기하지 못하는 자신이 원망스러웠다. 나는 언니에게 지나가는 말로 "만약에 엄마가 아프면 언니가 모시도록 해."라는 말을 건넸다. 언니에게도 돌봄의 부담을 지우고 싶었던 마음에 그랬다. '나만 희생할 수 없어.'라는 나쁜 마음이었다.

그런데 할머니와의 이별을 겪으면서 뒤를 돌아보게 되었다. 그러자 원망으로 가득찼던 마음이 달라졌다. 힘든 시간이 있었지만 지나고 보니 '힘듦'만 남은 것은 아니었다. 할머니와의 추억이 남았다. 그리고 가족 중 할머니와 가장 긴 시간을 함께했다는 사실에 감사했다. 그렇게 나는 만약 엄마가 치매에 걸리더라도 넓은 마음으로 품겠다고 마음먹었다.

만약 당신이 사랑하는 누군가가 치매에 걸렸다면 매우 슬프고 힘들 것이다. 슬픔에서 빠져나오지 못했을 수도 있다. 하지만 나는 당신을 알아보지 못할지라도 '괜찮다.'라고 전하고 싶다. 뭐가 괜찮냐며 따져 물을 수도 있다.

그러나 생각을 바꿔보자. 치매에 걸리기 전으로 돌아갈 수는 없다. 그러니 사랑하는 사람이 당신을 알아보지 못해도 당신이 기억하면 된다. 더불어 당신을 잊어도 당신과 함께한 시간은 남는다.

치매라는 병은 '새로운 삶'을 살아간다는 것이다. 치매 환자는 최근의 기억부터 과거의 기억까지 잊어버리기도 한다. 그렇다고 모든 것을 잊는다는 의미는 아니다. 할머니는 가족이 누구인지 알아보지 못해도 과거의 어느 기억은 남아 있기도 했다. 할머니는 할머니의 나이가 몇 살인지, 가족이 누구인지, 자신의 이름이 무엇인지를 기억하지 못하셨다. 그런데도 할머니의 기억은 저 어딘가에 남아 있었다.

할머니는 밤마다 아이를 찾아 헤매셨다. 내게 "아가 밥을 줘야 하는데. 아기가 어디 갔지?"라며 물어보셨다. 때로는 잠에서 일어나시자마자, 주무시려고 할 때도 수없이 아이를 찾아 헤매셨다. 나는 그 아이가 누구인지 알지 못한다. 하지만 할머니는 기억 어딘가에 있는 아이를 기억하고 계시는 것이다.

언젠가 내가 할머니에게 "이름이 뭐예요?"라고 물었다. 할머니는 "음.. 저기..양양순이."라고 하셨다. 정답이다. 이날은 뭔가 옛날의 일을 잘 기억하셨다. 그리고 나는 할머니에게 "몇 살이세요?"라고 물었다. 할머니는 한참 고민하시더니 대답을 안 하셨다. 그래서 내가 "93살"이라고 말했다. 그러자 할머니는 자신이 그렇게나 늙지 않았다며 마구 화를 내셨다. 참 신기하게도 자신이 늙었다고 생각하지 않는데 할머니라고 불러도 화를 안 내셨다. 익숙한 단어라서 그런 것인가. 할머니는 '할매, 할머니'라는 말을 더 잘 들어주셨다. 엄마가 할머니에게 "엄마"라고 하면 잘 쳐다보지 않으셨다. 그래서 엄마도 할머니에게 "할머니"라고 부르셨다.

이처럼 치매는 새로운 기억부터 과거의 기억까지 잊어간다. 할머니는 나를 기억하지 못해도 과거의 아기를 기억하셨다. 그리고 늙지 않았다고 생각하는데도 할머니라고 부르면 반응을 보이셨다. 여기서 우리가 해야 할 일은 현실의 모습을 받아들이는 것이다. 치매 환자가 과거의 어딘가에 멈춰 있을지라도 우리는 치매 환자와의 '새로운 삶'을 살아가야 한다.

나는 할머니를 모시고 가족여행을 자주 갔다. 그럴 때면 많은 사람의 시선을 받았다. 일단 젊은 여자가 할머니를 업고 다니는 모습에 그런 것이다. 그런데 유독 60대로 보이는 여성분들이 우리에게 다가오셨다. 그때마다 모든 분이 할머니에게 "안녕하세요. 어머니."라며 인사를 하셨다. 그러고는 할머니의 손을 잡거나 할머니의 어깨를 쓰다듬으셨다.

처음에는 그분들이 어떤 마음으로 할머니에게 다가오는지 몰랐다. 그저 가족끼리 밥을 먹고 있는데, 가족끼리 여행 중인데 모르는 사람이 다가오는 것이 낯설기만 했다. 하지만 이런 일이 자주 있었다. 어떤 분은 몇 년 전에 돌아가신 어머니가 생각난다고 하셨다. 또 어떤 분은 요양원에 계시는 어머니가 생각이 나서 왔다고 하셨다. 또 다른 분은 손이라도 한번 잡아보고 싶어서 왔다고 하셨다.

나는 할머니가 돌아가시기 전까지는 이런 일들이 마냥 싫었다. 하지만 할머니께서 돌아가시고 나서야 그분들의 마음을 제대로 알 수 있었다. 내가 그분들처럼 할머니와 닮은 분에게 다가가고 있었다.

어르신 대상 강의를 다녀오고 집에 가는 길이면 눈물이 났다. 할머니가 없는 집에 들어가고 싶지 않을 때도 있었다. 그래서 마냥 카페에 앉아 있었던 적도 있다.

치매 환자와 '새로운 삶'을 살아가기는 쉽지 않다. 할머니가 치매에 걸려 나를 잊기 전까지는 이런 날이 오리라고는 꿈에도 생각지 못했다. 그런데 할머니에게 다가오셨던 그분들의 모습을 떠올리면 슬퍼하고 후회했던 시간이 너무나 아까웠다.

치매와 함께 살아가는 치매 환자와 어떤 삶을 보내고 싶은가. 치매 환자는 과거의 어딘가, 현재의 어딘가에 있다. 그래서 나는 치매 환자는 새로운 삶을 살아가고 있다고 말한다. 치매에 걸리지 않았으면 좋았겠지만, 치매에 걸렸다고 불행한 삶을 산다는 것은 아니다. 이제 치매에 움츠러들지 않고 용기 있게 치매와 손을 잡아보면 어떨까? 치매에 걸렸다고 끝은 아니니까.

11. 치매를 이해하는 것과 돌봄이 무슨 관련이 있나요?

치매는 기억력과 더불어 여러 가지 인지기능 장애가 나타납니다. 더불어 정신행동 증상이 나타나기도 하는데요. 정신행동 증상은 돌보는 처지에서 가장 어려운 부분이지만 치매 환자에게 매우 흔하게 발생합니다. 그런 만큼 치매 증상을 아는 것만으로도 환자를 이해하는 데 큰 도움이 됩니다. 그렇다면 좀 더 행복한 돌봄이 가능하지 않을까 싶습니다.

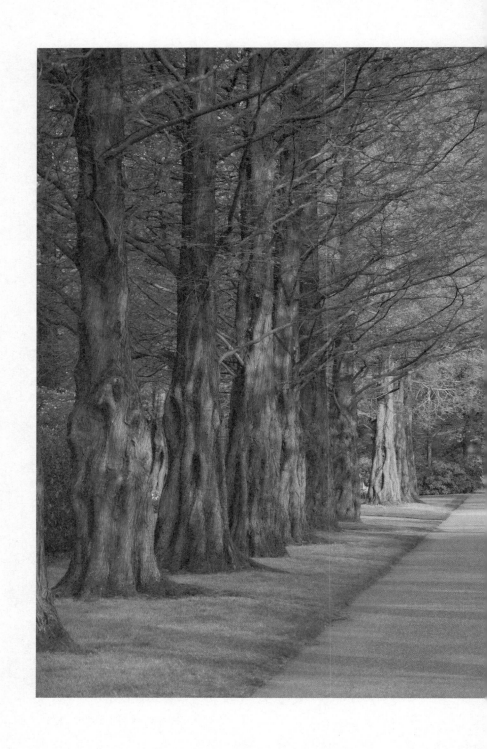

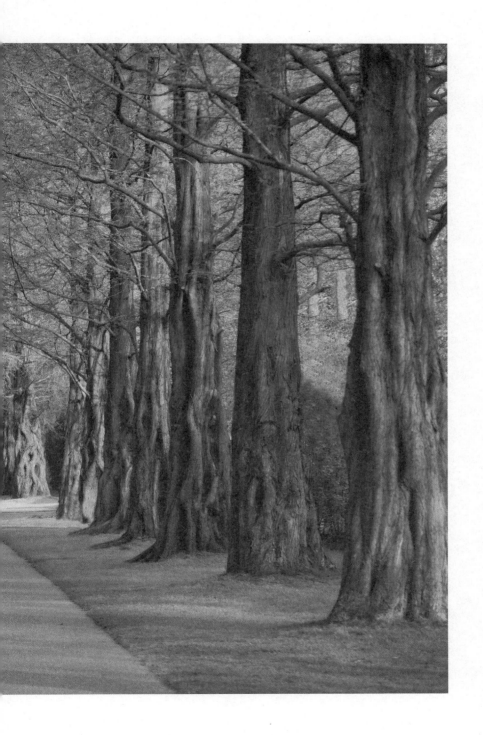

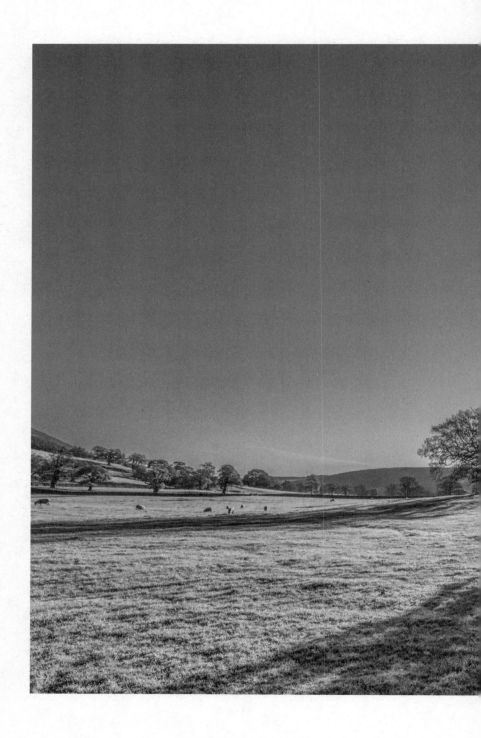

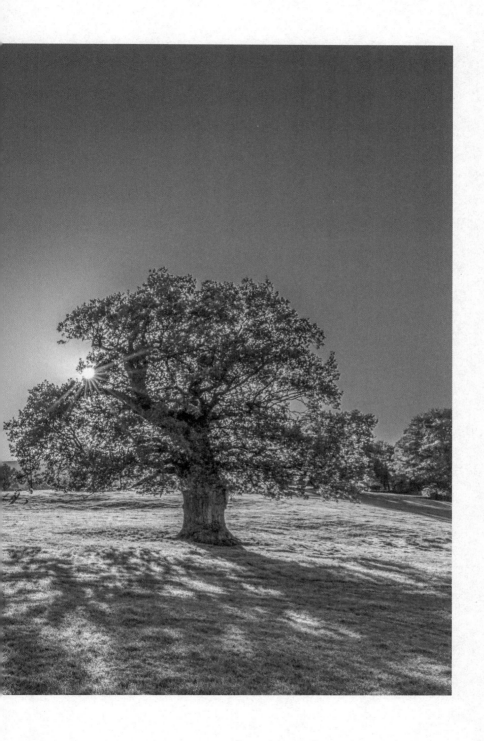

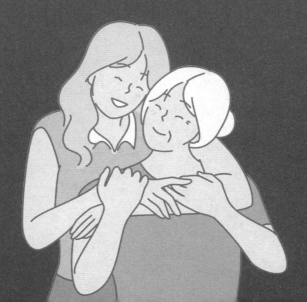

3장

치매 환자는
상상 속 세계에
살고 있다

01

치매 환자는 상상 속 세계에 살고 있다

'역지사지(易地思之)'라는 한자 성어가 있다. 누군가를 이해하기 위해서 다른 사람의 처지에서 생각하라는 뜻이다. 치매 환자의 입장이 되어보려면 어떻게 해야 할까? 치매 환자가 보는 세상은 어떨까? 나는 할머니가 보고 있는 세상이 궁금했다.

할머니의 세상에서 나는 누구일까? 단지 할머니와 함께하는 아가씨라고만 알고 있을까? 우리는 치매에 걸려본 적이 없다. 그래서 치매 환자의 입장에서 생각하기란 쉽지 않다. 생각해보려 해도 어려운 일이다. 나는 할머니의 입장에서 세상을 바라볼 수 있다면 좋겠다고 생각했다. 그렇다면 할머니를 잘 이해할 수 있을 것 같았기 때문이다.

이날도 할머니는 "아가가 어디 있지. 아기 밥을 줘야 하는데."라며 온 집을 돌아다니셨다. 할머니가 아기를 찾을 때면 나는 화를 냈다. 잠을 잘 시간인데 무슨 소리냐며 나무라기도 했다. 그런데도 할머니는 자꾸만 아기를 찾으셨다. 나는 할머니와의 실랑이에 지쳐 있었다. 그래서 언젠가부터 할머니에게 거짓말을 하기 시작했다.

나는 할머니에게 "할머니. 아가가 지금 방 안에서 코 자고 있는데. 지금 깨울까?"라고 물어봤다. 물론 거짓말이었다. 그런데 할머니는 믿으셨다. 할머니는 내게 갑자기 목소리를 낮추시며 "방에서 자?"라며 물어보셨다. 사실 할머니의 반응에 깜짝 놀랐다. 내 말을 정말 곧이곧대로 들으시는 건가 싶었다. 그리고 내심 할머니가 귀엽기도 했다. 나는 한편으로 아기가 자는지 보러 간다고 하시면 어쩌지라고 생각했다. 다행히도 직접 보러 가시지는 않으셨다. 그리고 감사하게도 할머니는 아기를 한참이나 찾지 않으셨다. 그러다 다시 아기를 찾을 때면 나는 다시 거짓말을 했다.

처음에는 할머니의 세계를 알지 못하고 화만 냈다. 하지만 굳이 할머니를 그 세계에서 나오라며 다그칠 필요가 없었다. 그곳이 할머니가 사는 세계일 테니 말이다. 내가 그곳에 들어가면 되는 일이었다. 우리에게도 저마다의 세계가 있듯이 치매 환자에게도 그들만의 세계가 있기 때문이다.

할머니의 세계를 이해하기 위해서는 치매라는 병을 제대로 알아야 했다. 그래야 치매와 함께 살아가는 것이 어떤 것인지 알 수 있기 때문이다. 그래서 나는 치매에 걸리면 어떤 생각을 하는지, 어떤 마음이 드는지 알고 싶었다.

종종 치매 환자가 없는 말을 지어내는 모습을 볼 때가 있다. 언젠가 할머니가 내게 "세 명의 갓을 쓴 사람이 찾아왔다. 내가 이제 죽으려나 보다."라고 말씀하신 적이 있다. 이는 실제로 일어난 일이 아니다. 그런데 치매 환자에게는 실제 있는 일인 것처럼 생생하게 보인다. 이는 환시 증상이다. 할머니의 세계에서는 현실에 찾아온 사람들이다. 이럴 때는 부정도 긍정도 하지 않는 것이 중요하다. 치매 환자의 세계에서는 진짜로 일어난 일이기 때문이다.

나는 거짓말로 할머니의 아기 찾는 일을 잘 해결할 줄 알았다. 그런데 자주 써먹은 방법이라서 그런 것일까. 할머니가 더는 믿지 않으셨다. 거짓말이라며 내게 화를 내셨다. 아마도 내가 할머니의 귀여운 모습에 웃어서 들킨 것 같았다. 그래서 나는 또 다른 방법을 떠올려야 했다. 할머니의 관심사를 다른 곳으로 돌려도 더는 효과가 없었기 때문이다. 그래서 나는 아기 인형을 구매했다. 인터넷에서 신생아 인형을 검색해보니 많은 인형이 있었다. 그중에 가장 예쁜 아기 인형으로 구매했다. 그리고 할머니에게 아기 인형을 안겨드렸다.

할머니는 깜짝 놀라 하셨다. 아기를 안겨드리니 좋아서 어쩔 줄을 모르셨다. 팔이 아픈데도 아기를 계속 안고 계셨다. 할머니는 아기를 이불에 올리고 머리를 쓰다듬어주시기까지 하셨다. 나는 이렇게 할머니의 세계 속으로 들어가려고 했다. 진작에 이런 방법을 썼다면 얼마나 좋아하셨을까 싶었다. 이후에도 할머니께서 아기를 찾으셨다. 나는 그때마다 인형을 할머니의 품에 안겨드렸다. 그러면 할머니는 아기 인형을 꼭 옆에 두셨다. 언젠가 내가 장난으로 아기를 때리는 시늉을 했다. 그러자 할머니가 내게 마구 욕을 하시면서 되려 내가 맞을 뻔했던 적도 있다.

앞서 치매 환자의 병을 알아야 한다고 했다. 그다음에는 치매 환자의 세계를 아는 것이다. 치매는 환자가 이전에 살아온 삶에 따라 다르게 나타나기도 한다고 한다. 이를테면 우리 할머니는 부족한 형편으로 인해 풍요롭지 못한 삶을 살았다. 풍요롭지 못했던 삶으로 인해 돈을 소중하게 생각하셨다. 그러자 할머니의 치매는 돈에서부터 시작이 되었다. 치매에 걸리면 최근에 있었던 단기기억부터 과거의 장기기억까지 잃어버린다. 그런데 환자가 살아온 삶에 따라 치매에 걸린 할머니에게도 다양한 감정이 묻어났다. 그 감정은 만나는 사람과 상황에 따라 다르게 나타났다.

할머니는 사람을 알아보지 못하셨다. 그래서 나는 누구를 봐도 다 낯설 것으로 생각했다. 그런데 아니었다. 할머니는 유독 이모를 볼 때면 우셨다. 나는 이모만 보면 우시는 할머니를 이해할 수 없었다. 엄마를 볼 때는 운 적이 없으시기 때문이다. 그래서인지 엄마가 약간 서운해하는 것 같았다. 할머니가 이렇게 행동하시는 정확한 이유를 알 수 없다. 하지만 과거에 있었던 일로 할머니의 행동을 짐작할 뿐이었다.

치매로 인해 사람을 알아보지 못하시는 할머니는 아빠만 보면 다른 방으로 피하셨다. 식사하시다가도 아빠가 들어오면 식사를 드시지 않으셨다. 내게 귓속말로 "누구냐?"라며 물어보시기도 했다. 옛날에 할머니는 엄마와 아빠의 결혼을 반대하셨다고 한다. 하지만 엄마는 할머니의 반대에도 결혼했다. 그러자 할머니는 그때부터 아빠를 미워하셨다고 한다. 이것이 할머니가 아빠를 보면 피하시는 이유라 짐작되지만 정확히 알 수는 없다. 하지만 할머니의 옛날 모습이 겹쳐 보였다.

치매 환자를 돌보는 사람이 먼저 치매 환자의 과거의 모습을 아는 것

또한 중요하다. 그로 인해 상황을 짐작하는 것만으로도 도움이 되기 때문이다. 더불어 치매 환자를 대할 때 시시비비를 가리고 설득하는 것은 올바르지 않다. 나 역시 할머니를 설득하려 했다. 하지만 치매에는 통하지 않았다. 그래서 거짓말로 할머니를 안심시키기 시작했다. '하얀 거짓말'이라고도 하지 않은가. 어떨 땐 설득보다 거짓말이 더 효과가 있었다.

치매 환자를 보며 이해할 수 없는 행동에 답답할 것이다. 힘들기도 할 것이다. 그러나 꼭 기억해야 할 것이 있다. 치매 환자는 상상 속 세계에 살고 있다. 내가 사는 세계만 바라보면 안 된다는 뜻이다. 하지만 치매 환자의 세계를 들여다보기는 쉽지 않다. 그러니 보이지 않는 세계를 보기 위해서는 치매 환자의 마음에 귀를 기울여야 한다. 치매 환자가 살아온 삶을 궁금해하고 관심을 둘 때야 비로소 볼 수 있다.

02

치매 환자를 어떻게 바라보고 있는가

최근 치매라는 단어를 바꾸기 위한 노력이 한창이다. 치매(癡呆)란 한자로 어리석을 치(癡), 어리석을 매(呆)라는 뜻이다. 다시 말해 치매란 어리석은 병에 걸렸다는 뜻이다. 정말 너무하지 않은가! 단어가 가진 부정적인 의미에 대부분 치매 검사를 거부하고 부정적으로 생각한다. 우리는 머지않아 초고령 사회를 앞두고 있다. 그런 만큼 우리나라에 치매는 가장 큰 숙제 중 하나다. 그런데 과연 우리는 치매를 어떻게 바라보고 있을까?

일본에서는 치매라는 단어가 '인지증'으로 바뀌어 불리고 있다. 하지만 여전히 노망난 노인네와 같은 표현이 사용되고 있다. 명칭이 바뀌었지만, 아직 치매에 대해 인식이 함께 바뀌지 않은 것이다. 우리나라도 다르지 않다. 과거에 우리는 치매를 노망(老妄)이라고 치부했다. 여전히 치매에 대해 부정적으로 인식하고 있다. 그러다 보니 치매 선별검사를 받지 않으려는 어르신들이 많다. 치매 환자를 바라보는 시선이 곱지 않기 때문이다. 주위에서는 치매 환자를 바라보며 '벽에 똥칠할 때까지 살면 뭐하나?'라는 말을 하기도 한다.

치매는 언젠가 '내 일'이 될 수 있다. 내 가족의 일이 될 수도 있다. 그런데 여전히 치매 환자를 바라보는 시선은 차가운 것 같다. 내가 요양보호사 자격증 교육을 들었을 때의 일이다. 자격증 교육 강사는 대부분 전직 요양 시설 간호사, 현직 재가센터 운영자였다. 그들은 치매 환자를 가까이에서 경험하신 분들이다. 그래서 더욱더 생생한 경험을 들을 수 있으리라 기대했다. 그런데 몇몇 강사님께서 "치매 환자는 웬만하면 피해서 받으세요."라는 말씀을 하셨다. 요양보호사로 근무할 때 치매 환자나 3~4등급의 대상자를 받지 말라는 것이었다. 차라리 아무 말도 못 하고 움직일 수 없는 1등급 환자를 맡아 일하는 것이 편하다는 말도 덧붙였다.

나는 할머니를 잘 돌보기 위해 자격증 공부를 하러 간 것이었다. 그런데 현장에서는 이런 말을 하고 있다니 어이가 없었다. 요양보호사는 국가 자격증이다. 그러나 현장에서는 '치매 환자를 받지 말아라.', '말이 많은 환자를 돌보기는 쉽지 않다.', '아무것도 못 하는 1등급 환자가 더 쉽다.'라는 말을 하고 있었다. 이 말은 열심히 치매 환자를 돌보고 있는 사람들을 비하하는 말처럼 들렸다.

오늘의 이러한 인식이 머지않아 미래의 나를 바라보는 모습일 수도 있다. 오늘의 치매 환자를 대하는 시선이 머지않아 미래의 나를 바라보는 시선일 수도 있다. 그러므로 우리는 치매에 대해 올바르게 인식해야 한다. '치매' 자체를 바라보는 것이 아닌 '사람'을 보는 노력을 해야 할 것이다.

치매 환자는 혼자서 아무것도 할 수 없다고 생각하는가. 그렇지 않다. 치매를 진단받았다고 해도 혼자서 아무것도 할 수 없는 것은 아니다. 시간이 흐르며 할 수 있는 일이 점점 줄어들게 된다. 더 나아가 가족을 알아보지 못하고 대소변을 가리지 못하게 된다. 그런데 치매 진단을 받았다고 당장 아무것도 할 수 없는 것은 아니다.

할머니는 지금부터 16년 전에 치매 진단을 받으셨다. 내가 할머니의 치매를 알게 된 것은 6년 전이었다. 이때는 이미 가족을 알아보지 못한 상태였다. 내가 알기 전인 10년 동안은 할머니는 4년 동안 유모차를 끌고 다니면서 병을 주워 내다파셨다. 그 정도로 계산 능력이나 생활력이 강하셨다. 그 이후에도 청소, 빨래 등을 가족을 위해 집안일을 맡아 해주셨다. 그러는 동안에도 치매는 진행되고 있었다. 다만 때로는 치매로 인해 공격적인 행동이 나타났다. 누가 돈을 훔쳐갔다며 도둑 망상이 나타나기도 했다. 하지만 할머니는 혼자서 대부분의 일상을 해내셨다.

그러니 치매에 걸려도 당장 아무것도 할 수 없다고 생각하지 말자. 치매의 진행 단계에 따라 스스로 목욕하기, 옷 갈아입기 등의 일상생활을 할 수 있도록 도움을 주는 것이 좋다. 더불어 청소하기, 빨래하기, 빨래 개기 등과 같은 집안일을 하는 것도 치매의 진행을 늦추는 데 도움이 된다. 이때 돌보는 사람이 치매 환자의 행동을 지지하며 함께하는 것이 필요하다. 무조건 도와줘야 한다는 생각도 금물이다. 치매에 걸렸다고 해도 당장 일상생활을 하는 데 큰 문제가 없기 때문이다. 시간이 흐르며 점차 할 수 있는 일들이 줄어들겠지만….

치매 환자를 돌보며 가장 힘든 것은 무엇일까? 치매로 인한 환자의 행동과 말에 상처를 받는 것이다. 치매로 인한 행동인 것을 알고 있음에도 말이다. 때로는 치매로 인해서 하는 말인 것을 알고 있음에도 상처를 받기도 한다. 하지만 치매를 알고 있느냐, 모르느냐에 따라서 대응이 달라질 수 있다. 더불어 돌보는 사람의 마음가짐을 달리 할 수 있다.

하지만 치매 환자가 옛날에 있었던 일은 잘도 기억하면서 불과 몇 분 전에 물었던 것을 또 물어볼 때면 화가 날 것이다. 나도 할머니의 계속되는 질문에 화가 나고 답답했던 적이 한두 번이 아니다. 나는 언젠가 할머니의 행동을 보고 '치매가 아닌 거 아냐?'라며 의심했던 적도 있다.

할머니는 내게 TV를 보면서 "이 사람 누구야? 이 사람 누군데 여기 있는 거야?"라며 물으셨다. 할머니는 TV에 나오는 사람이 TV 속에 들어있는 사람이라는 것을 인지하지 못하셨다. 처음에는 "TV 안에 있는 사람이야."라며 차분히 대답했다. 그런데 몇 분도 안 돼서 할머니는 "이 사람 누구야? 누군데 여기 있어?"라며 내게 다시 물으셨다.

할머니의 옆에서 일하는 와중에 이럴 때면 정말 미칠 것 같았다. 그렇다고 다른 곳에서 일할 수도 없었다. 할머니께서 내가 보이지 않으면 불안해하셨기 때문이다. 나는 화를 내다가도 '치매 때문에 그러시는 것인데….'라는 생각이 들었다. 그럴 때면 화를 낸 자신이 밉고 못나 보였다. 하지만 그러다가도 또다시 답답한 마음을 표현하기도 했다.

치매란 머리로는 이해해도 여러 번 반복되는 행동에 차분히 대하기가 어렵다. 그러나 치매 환자의 입장에서는 언제나 처음 하는 질문이다. 이전에 질문한 사실을 기억하지 못하기 때문이다. 그렇기 때문에 치매 환자를 대할 때 두 가지 마음가짐을 갖기 바란다.

첫째, '치매 환자의 말과 행동은 치매로 인한 것이다.'
둘째, '치매 환자는 어린아이도 노망난 노인도 아니다.'

그래야 치매 환자를 존중하는 마음을 가질 수 있다. 치매 환자를 돌보는 사람들은 날마다 힘겨운 시간을 보내고 있다. 하지만 치매 환자를 존중하고 이해해주기를 바란다. 더불어 진심 어린 마음으로 대해주기를 바란다. 언젠가 나의 미래일 수도 있다.

치매 환자를 어떻게 바라보고 있는가? 혹시 노망난 노인네라고 생각하지는 않는가? 혹시 늙으면 애가 된다던데 어린아이를 보듯 하는 것은 아닌가? 치매 환자는 치매에 걸렸을 뿐 죄가 없다. 치매는 누구나 걸릴 수 있는 병이다. 나 역시 예외가 아니라는 말이다. 그러니 치매 환자의 병이 아닌, 사람을 바라봐주기를 바란다. 치매에 걸리고 싶어서 걸린 사람은 없다.

12. 치매 환자와 어떻게 대화를 하는 것이 좋을까요?

치매 환자와 의사소통을 잘하기 위해서는 먼저 환자를 바라보고 시선을 맞추어야 합니다. 그럴 뿐만 아니라 비언어적 요소를 함께 사용하는 것이 좋습니다. 대개 노인 치매 환자의 경우 청력 저하가 매우 흔합니다. 그래서 표정, 손짓과 발짓을 함께 사용한다면 더욱 효과적인 의사소통을 할 수 있습니다. 더불어 목소리의 톤은 낮추는 것이 좋습니다. 높은 톤으로 말하면 화가 난 것처럼 들릴 수 있기 때문입니다.

03

치매는 삶의 한 과정일 뿐이다

내가 치매에 걸린다면 어떤 감정일까. 깊게 고민해본 적이 있다. 이때 사람들이 자주 하던 말이 떠올랐다. 사람들은 무언가를 까먹었을 때 농담으로 '나 치매 아니야?'라고 말하곤 한다. 분명 치매는 건망증과 다르다. 그러나 우리가 건망증을 실감했을 때를 곰곰이 생각해보자. 그러면 치매는 아주 이해할 수 없는 것은 아니었다. 나는 이렇게 치매를 조금이라도 이해할 수 있었다.

예를 들어 갑자기 친구의 이름을 부르려고 했는데 기억나지 않는다. 집 앞에서 비밀번호를 누르려는데 기억이 안 난다. 평상시에 금방 떠오

르던 단어가 생각나지 않는다. 우리는 이럴 때 어떤 기분이 드는가? 그러나 이내 기억나지 않았던 것들이 다시 생각난다. 그런데도 우리는 기억나지 않았던 것들이 생각이 날 때까지 초조하고 왠지 모를 이상한 기분이 든다.

치매 환자는 항상 이러한 경험을 하는 것이다. 이렇게 생각해보니 치매 환자의 초조함과 불안함이 더는 이상해 보이지 않았다. 그들에게는 당연하였다. 매 순간이 새롭고 매 순간 기억나지 않는 것들이 많으니 말이다. 우리도 새로운 곳에 가면 적응이 필요하듯이 치매 환자에게는 '조금 긴' 적응의 시간이 필요하다. 누군가는 치매에 걸리면 절망적인 삶을 살아간다고 한다. 그러나 나는 단연코 아니라고 생각한다. 사람들에게 저마다 다른 삶의 속도가 있다. 단지 치매 환자의 삶의 속도가 조금 더 느릴 뿐이다.

할머니는 집을 이사한 이후부터 불안해하셨다. 그래서 나는 할머니를 위해 집 안을 익숙한 것들로 채우기 시작했다. 먼저 가족사진과 할머니의 사진을 집안 곳곳에 두었다. 사진을 벽에 걸지 않고 할머니의 눈높이에 맞춰 바닥에 두었다. 그러자 할머니는 돌아다니다가도 사진을 보셨다. 그럴 때면 내가 할머니에게 "요 사진에 있는 아기가 누구게?"라고 물었다. 할머니는 매번 모른다고 하셨다. 그럼 나는 "요 아기가 나야."라며 말했다. 또 다른 날에는 할머니의 젊은 시절 사진을 가리키며 "누구게?"라고 물었다. 할머니는 웃으시면서 "나지."라며 대답하셨다. 이렇게 3개월 정도 시간이 지났을까. 참 신기하게도 할머니의 이상행동이 더는 나타나지 않았다.

언젠가 교육장에서 한 분이 내게 "치매에 걸려도 행복을 느낄 수 있을까?"라는 질문을 한 적이 있다. 나는 그 답변에 "네."라고 대답했다. 누구나 인생 속에서 '희로애락'을 경험한다. 그와 같이 내가 가까이서 경험한 치매는 삶 속에 '희로애락'이 있었다. 치매 환자가 기억을 하나씩 잃어버린다고 해도 감정은 끝까지 남아 있다. 그러니 치매에 걸려도 삶 속에서 기쁨도 슬픔도 행복도 느낄 수 있다.

한 연구 결과에 의하면 하루 10분씩 치매 환자와 대화하는 것만으로도 환자의 상태가 개선되는 것으로 밝혀졌다. 치매 환자의 불안감과 초조함이 줄어든다는 것이다. 더 나아가 치매 환자를 정원 가꾸기나 음악을 듣는 활동에 참여하도록 했다. 그러자 중증 치매 환자의 행동 증상도 개선되는 것으로 나타났다.

그만큼 치매 환자에게 사람 간의 사회적 교류가 중요하다. 사람 사는 것이 다 똑같은 것이 아닌가 싶었다. 나는 '내가 살아 있음을 언제 느낄

까?'라는 생각을 한 적이 있다. 이 궁금증에 대한 답변은 사람과의 교류였다. 나는 가족과 대화하며, 많은 사람과 함께 어울릴 때 내가 존재함을 느꼈다. 누군가 내게 '치매 환자는 아무것도 기억하지 못하는데 무슨 대화를 해?'라고 말할지도 모르겠다.

하지만 그렇지 않다. 요양병원에 가보면 치매 환자들끼리 전혀 통하지 않는 대화로도 이야기를 이어나가고 있는 모습을 볼 수 있다. 뿐만 아니라 치매 말기로 인해 말을 할 수 없을지라도 함께 지내던 사람이 말을 건네면 미소를 짓기도 한다. 대화는 할 수 없지만, 반응을 보이는 것이다.

이 연구 결과를 믿고 내가 직접 할머니와 실천해보기로 했다. 그래서 할머니와 집안일을 함께 하기 시작했다. 내가 빨래를 널 때 나는 할머니에게 "빨래 좀 털어주세요."라고 부탁했다. 그러면 할머니는 할 수 있는 한 열심히 빨래를 털어주셨다. 그리고 빨래를 갤 때면 할머니에게 "할머니 빨래 같이 개요."라며 부탁했다.

수건처럼 개기 쉬운 빨래는 할머니께서 척척 해내셨다. 간혹 와이셔츠처럼 개기 어려운 빨래일지라도 할머니는 노력하셨다. 그러다가도 내게 "아휴. 못 해 먹겠다."라며 넘기기도 하셨다. 나는 항상 나를 도와주신 할머니께 고개를 숙이며 "감사합니다. 고맙습니다."라며 감사함을 전했다.

할머니는 특히 '감사하다.'라는 말을 좋아하셨다. 그래서인지 부탁하지 않아도 바닥을 닦는 내 옆에서 물티슈로 바닥을 닦아주셨다. 사실 닦는 척에 가깝다. 이렇게 할머니와 나는 모든 일상을 함께했다.

내가 얼굴에 팩을 붙이고 있으면 할머니가 나를 빤히 보셨다. 나는 왜 안 해주냐는 얼굴이셨다. 말씀은 안 하셨지만, 함께 하고 싶은 모양이었다. 그래서 할머니의 얼굴에 팩을 붙여드렸다. 그럼 할머니는 세상을 다 가진 것처럼 환하게 웃으셨다. 이뿐만이 아니었다.

할머니는 손톱에 매니큐어를 바르는 언니의 모습을 빤히 보고 계셨다. 그래서 나는 할머니에게 여러 가지 매니큐어를 보여드렸다. 그리고 "어떤 색이 예뻐요?"라고 물었다. 할머니는 항상 빨간색 매니큐어를 고르셨다. 그러면 나는 할머니의 손톱과 발톱에 예쁘게 발라 드렸다. 할머니는 손을 펼쳐보셨다. 그리고 내게 예쁜 미소를 보여주셨다. 조금 버릇없이 보일 수 있겠지만 참 예쁘셨다.

치매 환자의 삶 속에도 웃음과 행복이 있다. 그 감정을 일깨울 수 있는 것은 사람과의 '교류'이다. 할머니와 내가 함께하는 시간이 길어질수록 할머니의 이상한 행동이 줄어들었다. 전혀 보이지 않을 때도 있었다. 나는 이러한 이유를 사소한 것이라도 함께했기 때문이라고 생각한다.

치매에는 사람이 약이다. 치매를 완치시킬 수 있는 약은 없다. 하지만 사람이 치매 증상을 줄일 수 있다. 함께 비비고 대화하는 동안 할머니는 안정감을 느끼셨다. 그러자 치매를 돌보면서도 행복을 느끼는 순간이 생겨났다. 치매를 두려워하기만 했다면 이런 행복을 느끼지 못했을 것이다. 치매를 삶의 일부분이라고 생각하자 더 많은 행복을 느끼게 되었다.

언젠가 할머니가 단잠을 주무실 때였다. 나는 할머니를 기분 좋게 깨우기 위해 할머니의 품으로 들어갔다. 그리고 가슴 속에 파고들며 어리광을 피웠다. 이렇게 할머니를 깨울 때면 할머니는 환한 미소를 보여주셨다. 그리고 할머니도 내게 얼굴을 비볐다.

우리는 모두 늙어간다. 치매를 늙어가는 와중에 '특별한 친구'를 만나게 되었다고 생각해보면 어떨까. 말도 안 된다고 생각할 수도 있다. 그러나 언젠가 우리도 누군가의 보살핌을 받아야 할 때가 올 수도 있다. 그러니 치매 환자가 나보다 먼저 '특별한 친구'를 만났다고 생각해주기를 바란다. 그렇다면 치매는 절대 무섭게만 느껴지지 않을 것이다.

치매 환자와 함께하는 삶에도 기쁨이 있겠냐고 묻는다면 당연코 'YES'다. 치매 환자를 바라보는 시선이 조금만 관대해진다면 말이다. 치매 환자와의 삶을 조금만 덜 절망스럽게 본다면 가능하다. 돌봄 속에서 힘듦,

후회 같은 온갖 감정이 뒤섞이고 있을 것이다. 그러나 한 가지만 생각하자. 치매에는 사람이 약이다.

인생이란 사람이 세상을 살아가는 일이라 말한다. 치매 환자는 인생 속에 치매와 함께 살아간다. 사람들이 삶을 살아가듯이 말이다. 치매 환자도 마찬가지이다. 어찌 보면 치매란 인생의 한 부분이다. 우리보다 먼저 '특별한 친구'를 만난 것이다.

13. 치매 환자를 대할 때 주의해야 할 사항이 있나요?

치매 환자를 대할 때 치매는 '병'이란 사실을 기억해주시길 바랍니다. 치매는 뇌세포가 여러 가지 원인에 의해 손상되어 발생하는 '병'입니다. 치매 환자를 돌보다 보면, 그들이 의사소통이 잘 안 되거나 말도 안 되는 고집을 부리는 것처럼 보이기도 합니다. 그럴 때면 사람인지라 화가 나고 답답할 것입니다. 하지만 병이라는 사실을 받아들인다면 증상에도 지치지 않고 함께 나아갈 수 있습니다.

'병'만 보느라 '사람'을 잊지는 말자

나는 내가 할머니의 모든 것을 챙겨줘야 한다고 생각했던 적이 있다. 내가 없으면 아무것도 할 수 없다고 생각했었다. 그래서 가끔은 할머니가 나의 아기가 되었다고 생각했었다. 기저귀를 갈고, 목욕을 시키고, 밥을 떠먹여드리는 내 모습은 영락없는 엄마였기 때문이다. 할머니가 나를 키워주신 것처럼 내가 할머니를 키우고 있다고 생각했다.

언젠가 할머니가 신고 있는 양말이 두툼했다. 양말을 만지려 하니 할머니는 자꾸만 피하셨다. 양말 속에는 할머니의 틀니가 들어 있었다. 식사하시고 틀니를 양말 속에 넣으신 것이다. 나는 틀니를 깨끗하게 씻어

물속에 담가 두어야 했다. 그래서 할머니의 양말 속에 있는 틀니를 빼앗으려 했다. 할머니는 뺏기지 않겠다며 온 힘을 다해 버티셨다. 나는 이럴 때면 할머니가 아이처럼 고집을 부린다고 생각했다.

잠을 잘 때도 할머니는 아기처럼 행동하셨다. 심지어 내가 없으면 잠을 주무시지 못하고 자꾸 깨셨다. 그러면 옆에서 할머니의 손을 잡고 있어야 했다. 그리고 할머니가 불안해하실 때는 주무실 때까지 등을 토닥여야 했다. 그런데 할머니는 나의 '아기'가 아니었다는 것을 알게 되었다. 할머니는 언제나 나의 '할머니'였다. 할머니는 자신보다 우리를 더 걱정하셨기 때문이다.

엄마가 할머니 옆에서 잠을 잘 때면 할머니는 엄마의 머리를 쓰다듬으셨다. 내가 장난으로 엄마를 깨우려고 할 때면 할머니는 내게 화를 내셨다. 엄마가 푹 잘 수 있게 막으시는 것이었다. 60살이 넘은 엄마이지만 할머니에게는 지켜주고 싶은 존재였나 보다. 이는 언니와 내게도 마찬가지였다. 언니와 내가 짧은 반바지와 민소매를 입고 있을 때면 감기라도 걸릴까 걱정하셨다. 걱정되는 마음에 우리의 살을 할머니의 손으로 비벼주셨다. 그리고 이불을 덮어주셨다.

많은 사람이 치매를 '아이로 태어나 아이로 되돌아가는 병'이라고 말한다. 치매에 걸리면 어린아이가 된다는 말이다. 정말 치매에 걸리면 어린 아이로 되돌아가는 것일까. 생각했던 적이 있다. 하지만 그렇지 않다. 치매는 어린아이가 되는 병이 아니다.

나는 할머니의 어린아이 같은 행동에 큰소리로 짜증을 냈다. 그러면서 "이렇게 하면 되겠어? 안 되겠어?"라며 꾸중하듯 말했다. 내가 그렇게 해도 할머니는 본인의 실수를 아는지 모르는지 무덤덤하기만 했다. 그러다가 내게 자신을 가르치려 든다며 화를 내셨다. 나의 이러한 행동은 할머니를 존중하지 않은 것이다. 치매에 걸린 사람도 존중받아야 마땅하다.

그러나 나는 치매로 인한 행동만 바라봤다. 그 당시 나는 나의 잘못을 인지하지 못했다. 그러나 치매 교육을 받으며 이런 나의 모습을 돌아보게 되었다. 그래서 다시는 할머니를 아이처럼 대하지 않으려고 노력했다.

존중이란 귀하게 대하는 것을 말한다. 반말, 유치원 선생님 같은 말투, 가르치는 듯한 말투, 꾸중하는 말투는 치매 환자를 존중하는 태도가 아니다. 친근하게 다가가기 위함이라고 말할 수 있다. 그런데 이러한 말투에 치매 환자가 상처를 받을 수도 있다는 것을 기억하자. 치매에 걸려도 자존심이 있다. 그래서 돌보는 사람의 행동에 상처를 받기도 한다. 치매가 상당히 진행되어도 감정과 자존심은 여전히 유지되기 때문이다.

어린아이 취급한다는 것은 어떤 의미일까? 치매 환자가 아무것도 하지 못한다고 생각하는 것도 이에 포함이 된다. 더불어 치매 환자를 돌보는 사람이 애정표현을 한다며 반말을 하는 경우도 마찬가지다. 또한 '하지마, 안 돼.'와 같이 꾸중하듯이 말하는 것을 말한다. 이는 치매 환자를 돌보는 사람이 자주 하는 실수이다. 그러니 '아무것도 모르니까. 할 수 있는 것이 많지 않으니까. 어린아이처럼 행동하니까.'라는 생각은 절대 금물이다.

치매 환자를 무시하는 마음에 존중하지 않는 것이 아닐 것이다. 그때 감정이 먼저 앞선 것일 수도 있다. 또한, 어떻게 치매 환자를 대해야 하는지 잘 몰라서 실수하는 경우도 많다. 하지만 치매 환자에게는 지금까지 살아온 삶이 있다. 지금까지 살아온 축적된 인생이 있다는 말이다. 그래서 아무리 혼자서 할 수 있는 일이 많지 않더라도 치매 환자는 자신을 아이라고 생각하지 않는다. 치매로 인해 기억을 하나씩 잊어버린다고 하더라도 말이다.

그렇다면 치매 환자를 대할 때 어떻게 해야 할까? 먼저 치매 환자를 볼 때 '사람'에 집중해야 한다. 그리고 꼭 기억해야 할 것이 있다. 바로 치매 환자의 자존심을 지키는 것이다. 치매에 걸려도 사람은 사람이다. 나 역시 누군가가 나를 무시하는 태도를 보일 때 기분이 나쁘다. 치매 환자도 마찬가지이다. 치매 환자의 자존심을 지키겠다는 마음가짐으로 다가가야 한다.

할머니는 신기하게도 대소변 처리를 아무에게나 맡기지 않으셨다. 특히나 관장해서 대변을 보실 때면 유독 내게만 맡기셨다. 다른 가족의 손길을 거부하셨다. 할머니는 엄마가 배변을 돌봐드릴 때면 화를 내시기도 했다. 그때 나는 할머니께서 거부하시는 이유를 곰곰이 생각해봤다.

언젠가 엄마가 할머니의 똥 기저귀를 갈 때 "아이고 냄새."라며 말했던 적이 있다. 어떤 표정과 어떤 목소리로 말했는지 짐작이 갈 것이다. 이때 엄마는 인상을 찌푸리며 말씀하셨다. 그리고 문을 활짝 열며 환기를 시키셨다. 엄마의 이런 행동이 할머니의 자존심을 상하게 한 것이다. 엄마의 행동은 할머니를 무시해서 했던 것이 아니었다. 그러나 사소한 말과 행동으로 인해 치매 환자의 마음에 상처를 줄 수도 있다. 그렇기 때문에 치매 환자를 대할 때는 세심한 노력이 필요하다.

나 또한 할머니의 배변을 돕는 일이 당연히 힘들었다. 관장을 해서 뿜

어져 나오는 똥이 얼굴에 튄 적도 있었다. 딱딱한 똥을 손가락으로 파내야 하기도 했다. 사실 누군가의 똥을 손으로 받아낼 것이라고는 상상해본 적도 없다. 처음 할머니의 똥을 손으로 받아냈을 때의 일이 아직도 생생하다. 그런데도 한 가지는 꼭 기억하고 있었다. 내가 하는 말과 행동에 할머니가 상처받을 수 있다는 것을 말이다.

이전의 일을 계기로 하나씩 하나씩 노력했다. 그러자 할머니께서 나를 더욱더 편하게 생각하셨던 것 같다. 그래서인지 할머니의 똥은 내 담당이었다. 나는 이것이 싫지만은 않았다.

치매 환자는 무시당하는 느낌을 받았을 때 더욱 공격적인 성향을 보이기도 한다. 존중하는 태도를 보이는 것만으로도 치매 환자들의 공격적인 행동도 줄일 수 있다. 그러니 인내의 한계에 부딪힐 때는 눈 딱 감고 어떻게 대하면 좋을지 생각해보자. 돌보는 사람이 감정적으로 나가면 치매 환자도 역시 감정적으로 반응한다. 이는 그다지 효율적이지 못하다. 다시 치매 환자의 마음을 가라앉히기 위해 노력해야 하기 때문이다. 이는 여간 힘든 일이 아니다. 잘만 대처한다면 치매 환자의 마음을 얻을 수 있다. 그렇다면 돌봄은 일사천리다.

우리가 힘들어하는 것은 치매와 싸우고 있기 때문이다. 혹시 치매와 싸우느라 정작 사람을 잊은 것은 아닌가! 혹시 치매 환자를 어린아이라고 생각하는 것은 아닌지 되돌아보자. 돌보는 사람의 마음가짐만 바꿔도 치매 환자의 행동이 달라진다. 의심치 말고 한 번만 믿어보길 바란다. 그리고 지금 당장 마음가짐을 달리해보자. 그렇다면 우리는 최고의 돌봄 방법을 알고 있던 셈이다.

14. 기저귀를 만지지도 교체하지도 못하게 합니다.

치매로 인해 인지기능이 떨어졌을지라도 감정은 끝까지 남아 있다고 합니다. 치매 말기인 경우에도 말이죠. 치매 환자가 수치심을 느껴 기저귀 가는 것을 거부하는 것일 수도 있습니다. 먼저 치매 환자에게 부드럽게 불편하지 않은지 물어봐주세요. 만약 그래도 거부한다면 나중에 시도하는 것이 좋습니다. 강제로 기저귀를 교환하려고 하면 저항하거나 폭력적인 행동을 할 수 있습니다.

05

거짓말이 아니라 기억의 '편집'이다

"할머니가 자꾸 거짓말을 하세요. 식사를 드시고는 언제 밥을 먹었냐고 하세요."

나는 의사 선생님께 하소연했다. 어디에 물어야 하는지 몰랐다. 그리고 물어볼 곳이 마땅치 않았기 때문이다. 그래서 3개월에 한 번씩 의사 선생님을 만날 때마다 할머니와 겪은 일에 관해 여쭤보곤 했다. 의사 선생님께서는 감사하게도 내 질문에 답해주셨다. 의사 선생님은 내게 "할머니는 거짓말을 하시는 게 아닙니다."라며 차분히 말씀하셨다. 나는 "그럼요? 할머니께서 기억하지 못하시는 거라고요?"라고 다시 물었다. 의사 선생님은 내게 "네 맞아요. 할머니께서 거짓말을 하신 게 아니라 기억이 안 나시는 거예요."라고 말해주셨다.

할머니께서 하루에 다섯 끼를 넘게 드셨던 적이 있다. 나는 강의를 하러 가기 전에 아침과 점심 식사를 드리고 나갔다. 그런데 할머니는 요양보호사님께 밥을 안 먹었다고 하셨다. 그리고 또 한 끼를 드셨다. 나는 그것도 모르고 할머니의 저녁 식사를 차려드렸다. 엄마와 언니는 중간중간 할머니의 간식을 챙겨드렸다. 이렇게 일주일을 보냈다.

쉬는 날에 요양보호사님과 이야기를 나누게 되었다. 나는 요양보호사님께 "할머니와 요즘 어떠세요?"라고 물었다. 요양보호사님은 내게 "잘 따라주세요. 그런데 할머니께서 요즘 점심을 늦게 드시나 봐요. 올 때마다 식사를 안 하셨다고 하시네요."라고 말씀하셨다. 나는 그제야 할머니께서 하루에 여러 끼를 드시는 것을 알게 되었다. 할머니는 점심 후 얼마 지나지 않아 왜 밥을 안 주냐고 하셨다고 한다. 심지어 내게는 저녁 식사를 드시고 나서 상을 치우자마자 배가 고프다고 하시기도 했다.

할머니는 치매로 인해 기억하지 못하셨다. 이는 할머니에게 다그치거나 화낼 일이 아니었다. 내가 조금만 신경쓰면 되는 일이었다. 가족과 요양보호사님과 소통을 제대로 하지 않아서 벌어진 일이었다. 그래서 나는 그때부터 할머니 돌봄 일지를 적기 시작했다. 요양보호사님께서 그만두시기 전까지 계속 기록을 했다. 할머니께서 식사를 언제 드셨는지, 간식은 드셨는지 적기 시작했다. 그리고 요양보호사님께 부탁할 내용을 적었다.

요양보호사님은 집에 가시기 전에 내게 할머니와 함께 한 일을 적어주셨다. 이제야 의사 선생님의 말씀을 제대로 이해할 수 있었다. 거짓말이 아니라 기억하지 못하는 것이었다.

며칠 동안 할머니는 여전히 자꾸 배고프다고 하셨다. 식사를 안 하셨다고 하셨다. 이럴 때는 식사를 드셨다고 설득하는 것으로 해결되지 않았다. 치매에는 '설득'이 통하지 않는다. 그래서 할머니에게 식사를 드셨다고 설득하는 대신에 식사를 조금씩 여러 번 드리기 시작했다. 또는 이따가 식사를 챙겨드린다고 하고 다른 곳으로 시선을 돌렸다. 이렇게 해결하다 보니 할머니의 자꾸만 배고프다는 행동이 줄어들었다.

치매 환자와 함께 지내다 보면 거짓말을 하는 것처럼 보일 때가 있다. 실수한 상황을 모면하려고 거짓말을 하거나 화를 내는 것처럼 보였다. 치매에 걸려서 그런 것일까? 아니면 거짓말을 하는 것일까? 혼동될 때가 있다. 치매 환자의 행동을 거짓말이라고 보는 데는 괜히 그런 것이 아니다. 치매 환자는 어떤 일은 생생하게 기억하기도 한다. 하지만 어떤 것은 기억을 전혀 못 할 때가 있기 때문이다. 그러다 보니 어디까지를 기억하는 것인지, 어디까지 기억하지 못하는지를 알 수 없었다.

할머니께서 기저귀를 하시기 전의 일이다. 푹 주무시고 계시는 할머니의 곁에 다가갔다. 할머니께서는 내 기척을 못 느끼셨다. 시간을 보니 아직 할머니께서 주무실 시간이었다. 그래서 나는 다시 일하러 방으로 들어갔다. 1시간 정도 흘렀을까. 할머니께서 갑자기 소리를 지르셨다. "누가 내게 물을 뿌렸다. 누구냐?"라며 화를 내셨다. 나는 곧장 할머니에게 다가갔다. 그런데 갑자기 할머니가 손을 뻗어 내 옷을 잡으셨다.

할머니는 "누가 내게 물을 뿌렸다. 누구냐. 너냐?"라며 소리치셨다. 나는 '뭔 물이야?'하고 생각하며 할머니를 만져봤다. 그랬더니 이불과 할머니의 바지가 축축이 젖어 있었다. 더불어 할머니의 윗옷까지 젖어 있었다. 할머니가 실수하신 것이다. 그러고선 내게 뒤집어씌우려 하셨다. 그당시 나는 이렇게 생각했었다. 할머니께서 실수하고선 거짓말을 하신다고 생각했다. 대소변을 보고 싶으실 때면 언제나 '소변 마려워, 똥 마려워.'라며 말씀하셨기 때문이다.

나는 할머니에게 "할머니가 오줌싸놓고 뭔 소리야."라며 말했다. 그러자 할머니는 더욱더 소리를 지르며 "아녀, 무슨 소리야!"라고 하셨다. 이러는 와중에도 나는 뒤처리를 해야 했다. 할머니를 안아 일으켰다. 소변으로 윗옷까지 몽땅 젖어 있었다. 지린내가 나서 당장 목욕을 해야 할 정도였다. 아침부터 이게 무슨 일인가! 내가 할머니의 젖은 옷을 벗기니 할머니는 또다시 "내가 왜 오줌을 싸. 누가 그런겨."라고 하셨다. 나는 할머니에게 "할머니가 오줌싼 거라고!"라며 화를 냈다.

실수했다고 하면 내가 뭐라고 할 것도 아닌데 왜 저러실까. 왜 거짓말을 하시나 싶었다. 그런데 그게 아니었다. 기억하지 못하는 것이었다. 할머니가 오줌을 싼 기억이 아예 없어서 그런 것이다.

가끔 치매 환자를 돌보며 어찌 이리 억울한 일이 많은가 싶기도 할 것이다. 그런데 억울해하지 않으면 좋겠다. 치매 환자는 거짓말을 하는 것도 일부러 그러는 것도 아니다. 치매 환자는 조금 전에 일어난 일을 기억하지 못하는 것이 다반사다. 그러면서도 어떤 일은 생생하게 기억한다. 그러다 보니 돌보는 사람의 입장에서 억울해진다. 답답하고 화가 난다. 종잡을 수 없는 행동이 일어나기 때문이다. 그러나 어쩌겠는가! 기억이 안 나서 일어나는 일인 것을.

'생각하는 대로 보인다.'라는 말이 있다. 자신이 생각하는 대로 본다는 뜻이다. 무엇을 보고 무엇을 말하느냐는 어디에 '집중'하느냐에 따라 달라진다. 치매 환자의 행동이 '거짓말'이라고 생각해보자. 그러면 아무리 치매로 인한 행동일지라도 거짓말을 하는 것으로 보인다. 반대로 치매 환자의 행동이 치매로 인한 것이라 집중해보자. 그렇다면 치매 환자의 '거짓말'같은 행동이 보이는 것이 아니라 치매 환자의 '치매'가 보이게 된다.

치매 환자의 거짓말에 집중할 것인가? 아니면 치매 환자의 치매에 집중할 것인가? 그리고 치매는 '설득'보다 '대처'가 중요하다. 치매에는 설득이 통하지 않는다. 아무리 노력해도 말이다. 그러니 지금 당장 어떻게 '대처'할 수 있을지 고민하자. 그렇다면 우리는 함께 치매를 이겨낼 수 있다.

15. 금방 식사한 것을 잊고 계속 음식을 달라고 합니다.

치매 환자는 뇌의 손상으로 포만감을 잘 느끼지 못한다고 합니다. 뿐만 아니라 자신이 식사한 사실을 잊어서 이런 행동을 하기도 합니다. 이럴 때는 식사를 조금씩 나눠 드리는 것도 좋은 방법입니다. 또한 "식사 준비하고 있어요."라며 잠시만 기다려 달라고 하거나 다른 활동으로 치매 환자의 관심을 돌려주세요.

06

치매와 싸우는 대신 인정하고 받아들이자

'치매를 미리 알았더라면….'

'간병하는 방법을 알고 있었더라면….'

'돌봄의 자세를 미리 알고 있었더라면….'

치매 환자를 돌보는 가족, 돌보는 이들이 후회하며 가장 많이 하는 말이다. 나 역시 치매에 대해 잘 알지 못했다. 그리고 치매는 더는 나와 상관없는 일이라고 생각했다. 하지만 이 모든 것을 후회하고 있다. 내겐, '치매에 대해 미리 알고 있었다면 어땠을까? 할머니의 치매를 더 빨리 알아차렸더라면 어땠을까?'라는 아쉬움이 항상 있다.

치매에는 '예쁜 치매'와 '미운 치매'가 있다고 한다. 욕을 하며 화내고 공격적인 행동을 보이는 것을 '미운 치매'라고 말한다. 반면에 감정 조절이 잘되어 공격적인 행동이 보이지 않는 경우를 '예쁜 치매'라고 말한다. 물론 치매가 예쁠 수는 없다. 하지만 하도 치매 증상이 다양하다 보니 그 행동이 예쁘다, 밉다고 정의한 것이 아닐까 싶다.

할머니의 치매는 미운 치매였다. 밤마다 할머니의 치매 증상으로 인해 모든 가족이 잠을 설쳤다. 그리고 할머니는 사소한 것에도 화를 내셨다. 언젠가 언니와 함께 평소처럼 일에 대해 대화를 하고 있었다. 그런데 할머니께서 갑자기 "너희 귓속말하냐."라며 소리를 지르셨다. 우리는 그저 대화하고 있었을 뿐인데 말이다. 이뿐만이 아니었다. 치매 환자들에게 나타나는 '석양 증후군'이라는 것이 있다. 어느 순간 할머니에게도 석양 증후군이 나타나기 시작했다.

석양 증후군이란 치매 환자가 해 질 녘인 저녁 8시에서 9시만 되면 치매 증상이 더 심해지는 것을 말한다. 낮에 잘 계시다가도 저녁만 되면 할머니는 배회하셨다. 이렇게 할머니를 돌보다 보면 상식적으로 이해할 수 없는 일들이 많았다. 낮에는 어떤 증상 없이 잘 지내다가도 가족들이 잠자리에 들 때쯤 할머니의 치매 증상이 시작되었다. 그러다 보니 할머니의 치매와 싸우게 되는 일이 많아졌다.

나는 가족을 알아보지 못하는 할머니가 가엽고 안쓰러웠다. 하지만 그러다가도 할머니의 낯선 행동을 이해하지 못했다. 그러다 보니 할머니에게 모진 말을 하기도 했다. "이럴 거면 할머니 혼자 살아. 나 나갈 거야."라며 겁을 주는 말도 서슴없이 했다. 하지만 그때는 몰랐다. 할머니에게 내뱉은 모진 말들이 내게 부메랑이 되어 돌아온다는 것을.

치매는 초기 증상이 나타나지 않는 경우가 있다. 하지만 할머니의 치매는 증상이 나타나고 있었다. 하지만 치매를 잘 알지 못했다. 그러자 이러한 이상한 행동이 치매인 줄도 모르고 넘어갔다. 치매는 계속 진행되는데 할머니의 행동과 싸우기만 할 뿐이었다. 가족의 역할이 매우 중요하고, 치매를 남녀노소 불문하고 알아야 하는 이유가 바로 이 때문이다.

더불어 이미 치매가 진행된 상태에서 발견했다고 하더라도 마찬가지이다. 치매 환자의 치매를 '예쁜 치매'로 만들기 위해서는 가족의 역할이 중요하다. 이 또한 치매를 낫게 할 수는 없다. 그리고 더는 치매를 피하고 싶어도 피할 수 없게 되었다. 하지만 치매 진행을 늦출 수만 있다면 긴 싸움을 준비할 시간을 벌 수 있지 않은가. 그러기 위해서는 치매 환자를 돌보는 방법을 알고 있어야 한다.

우리는 할머니의 석양 증후군 행동에 정말 미칠 것 같았다. 말 그대로 행동이 너무나 미운 '미운 치매'였다. 미운 치매로 있을 것인지, 예쁜 치매가 될 수 있도록 노력할 것인지 물으면 나는 무조건 '예쁜 치매'라고 말할 것이다. 그래야 함께 살아갈 방법이 있기 때문이다. 그래서 우리는 먼저 할머니의 행동이 치매로 인한 것이라는 사실을 받아들였다. 아무리 그래도 할머니가 미워 보이는 것은 어쩔 수가 없더라.

이제 할머니를 알아야 할 차례이다. 할머니께서는 아침잠이 많으셨다. 그리고 새벽 장사를 하는 우리를 따라 밤늦게 주무셨다. 그러다 보니 늦게 일어나고 늦게 자게 되었다. 그뿐만 아니라 할머니께서는 지남력 저하로 밤낮을 구분하지 못하셨다. 이렇게 할머니에 대해 알려고 하니 해결 방법이 조금씩 보이기 시작했다.

할머니께서 밤낮을 구분할 수 있도록 낮에는 불을 환하게 켰다. 밤에는 약간 어둡게 했다. 그리고 주무실 때는 불안해하지 않도록 수면등을 켰다. 또한 할머니께서 낮잠을 주무시지 않도록 낮에 일거리를 만들었다. 같이 그림을 그리거나 집안일을 함께 하기 시작한 것이다. 할머니께는 낮에 잠을 못 주무시자 밤에는 쓰러지듯 주무셨다.

그러다 보니 석양 증후군이 나타날 틈이 없었다. 더불어 밤에는 할머니께서 불안해하지 않도록 내가 함께 있었다.

치매 환자를 돌보기 위해 기억해야 할 세 가지가 있다. 더 많은 관심을 가지기, 어린아이 대하듯 말하지 않기, 자존심 높여주기이다.

치매 환자는 다른 질병에 비해 더 많은 관심을 기울여야 한다. 치매 환자 스스로 자신의 불편함을 말하기보다는 행동으로 나타나는 경우가 많다. 특히 치매가 심해질수록 많은 관심을 기울여야 했다. 갑자기 땀을 흘리거나 식사를 하지 않으실 때는 분명 원인이 있었다. 빨리 알아채기 위해서는 평소에 관심을 두고 살피는 것이 필요하다.

치매 환자를 대할 때 어린아이 대하듯 말하지 않기는 정말 중요하다. 간혹 치매로 인해 이해할 수 없는 행동을 하더라도 아이 대하듯이 말하면 안 된다. 치매 환자는 아무것도 모르는 사람이 아니다.

돌보는 사람이 자신을 어떻게 대하는지 잘 알고 있다. 나는 할머니에게 아이에게 하듯이 다그쳤던 적이 있다. 할머니는 내게 "내가 너보다 어리냐? 어른에게 그러면 못써."라며 마구 화를 내셨다.

마지막으로 자존심 높여주기가 있다. 치매 환자에게 자존심이란 하나의 존엄성을 지켜주는 것이기도 하다. 먼저 치매 환자의 목욕이나 기저귀를 갈 때 존엄성을 지켜줌으로써 자존심을 지킬 수 있도록 해야 한다.

치매 환자일지라도 수치심과 부끄러움을 느낀다. 더불어 치매 환자에게 감사함을 전할 일을 만들자.

나는 할머니께서 평소에 잘하시던 나물 다듬기를 부탁했었다. 그리고 나물 다듬기, 집안일을 해주신 것에 감사함을 전했다. 그러자 할머니께서 자신의 역할이 있다고 생각하셨는지 긍정적인 효과가 나타났다.

치매와 맞서 싸우고 있지는 않은가? 치매와 싸우다 보면 결국 치매 환자와 싸우게 되는 것이다. 우리가 치매를 낫게 할 수는 없다. 하지만 더불어 웃으며 살 수 있는 '예쁜 치매'로 만들 수 있다.

16. 아버지께서 돌아가신 어머니가 어디 갔냐며 자꾸만 어머니를 찾아다니십니다. 어떻게 해야 할까요?

치매 환자가 이전의 일을 기억하지 못하고 착각하거나 앞뒤가 맞지 않는 말을 할 때 보호자는 답답하고 속상한 마음에 이를 정정해서 알려드리려고 합니다. 하지만 치매 환자는 이 사실을 전혀 받아들이지 못하고 또다시 묻거나 찾아다니는 행동을 보이기도 할 것입니다.

이때 치매 환자의 말을 아니라고 정정하거나 부정하지 말아 주세요. 먼저 치매로 인한 행동임을 인정하고 환자의 말을 받아들이는 자세를 가져야 합니다. 그런 다음에 주의를 환기하거나 상황에 맞게 대응하는 노력이 필요합니다.

07

공격성 뒤에는 불안이 숨어 있다

언젠가 치매에 걸리면 모두 공격적으로 변한다는 말을 들은 적이 있다. 이는 잘못된 정보였다. 대부분의 치매 환자들이 한두 가지 이상의 '정신행동 증상'을 보이기도 한다. '정신행동 증상'에는 공격적인 행동도 포함이 된다. 치매 환자들이 공격적인 행동을 보이기도 하지만 모두에게 나타나는 것은 아니다.

이렇게 치매에 대한 잘못된 정보를 알고 있는 경우가 있다. 아직 치매 교육이 제대로 이루어지지 않고 있기 때문이다. 이것이 우리의 현실이다. 그래서인지 치매라는 말만 들어도 부정적인 반응부터 보인다. 그러나 우리는 치매로부터 안전하지 못하다. 그러니 예외 없이 누구나 치매에 대해 제대로 알고 있어야 한다.

치매에 대해 제대로 알지 못했을 때 일이다. 할머니는 종종 엄마에게 내가 돈을 훔쳐갔다고 말씀하셨다. 언제는 10만 원, 또 다른 날은 30만 원이었다. 그런데 어느 날 엄마에게 100만 원이라는 큰돈이 없어졌다고 하셨다. 큰돈이 없다고 하신 것은 이날이 처음 있는 일이었다. 액수가 커진 만큼 할머니가 더욱 흥분하셨다. 그리고 식칼을 가져오셨다.

그러고는 분을 못 이겨 방문을 칼로 마구 찍으셨다. 할머니의 공격적인 행동은 '도둑 망상'으로 인한 것이었다. 벌써 10여 년이 지난 일이지만 생각만 해도 가슴이 서늘해진다. 그런데 차츰 더듬어보니 할머니의 공격적인 행동은 불안감에서 기인한 것이었다. 불안감이 생길 때마다 할머니의 공격적인 행동이 나타났다.

할머니는 유독 여행을 갈 때마다 평소와 다르게 행동하셨다. 내가 아는 할머니가 맞나 싶을 정도였다. 때로는 할머니의 공격적인 행동에 놀랐다. 치매라는 병이 이렇게 사람을 변하게 하는 것인가! 할머니는 어느 정도 안정을 찾은 후에 전혀 공격적인 행동을 보이지 않다가도 동전 뒤집듯이 갑자기 변하셨다.

할머니는 평생을 비행기를 타본 적이 없으셨다. 그래서 우리는 비행기를 태워드려야겠다고 생각했다. 그리고 큰마음을 먹고 제주도행 티켓을 구매했다. 사실 할머니를 업고 다니려니 여행 전부터 걱정이 앞섰다. 아무리 휠체어가 있다고 하더라도 태우고 내리기가 쉽지 않은 일이었다. 그래도 비행기를 꼭 태워드리고 싶었다. 그렇게 우리는 할머니와 제주도 여행을 떠났다.

여행 전날부터 분주했다. 짐을 싸고 할머니가 가장 돋보일 옷들도 준비했다. 우리는 오랜만의 여행이라 설레었다. 그리고 잠자리에 누워 할머니에게 비행기를 타러 갈 거라며 말했다. 할머니는 웃는 내 모습에 미소로 대답해주셨다.

김포공항에 도착했다. 나는 할머니의 휠체어를 끌며 이리저리 할머니 사진을 찍어댔다. 할머니는 그때까지만 해도 전혀 불안해 보이지 않았다. 신이 난 우리와 함께 할머니도 신이 나셨다. 비행기를 탔을 때 할머니는 호기심 대마왕이 되셨다. 이리저리 살펴보시느라 바쁘셨다. 이것이 무엇이냐? 저것이 무엇이냐? 물어보시느라 1시간이 어찌 지나갔는지도 몰랐었다.

드디어 제주도에 도착했다. 나는 예쁜 할머니의 모습을 사진으로 담아

냈다. 우리는 렌터카를 받고 숙소로 갔다. 그리고 여행지와 숙소를 왔다 갔다 했다. 할머니와의 몇 번의 여행 끝에 터득한 방법이었다. 밖에서 할머니의 기저귀를 갈 수 있는 곳이 마땅치 않았기 때문이다. 그러던 중 사건이 터졌다.

밥을 먹으러 가려는데 할머니께서 갑자기 화를 내셨다. 그리고 짜증을 내셨다. 졸려서 그러시는 것일까? 아니면 자신을 이곳에 버리고 갈지도 모른다는 생각을 하셨던 것일까? 아마도 익숙하지 않은 환경 때문인 것 같았다. 처음 이사했을 때처럼 불안해하셨다.

아침부터 분주하게 움직인 탓에 힘드셨을 것이다. 게다가 평상시와 다른 분위기에 무슨 일이 있는 건 아니냐는 불안감을 느끼셨을 수도 있다. 우리는 어쩔 수 없이 음식을 포장해왔다. 그리고 할머니께서 잠자리에 드셨을 때 호텔 앞에 나가 바다를 보고 들어왔다.

그래서 치매 환자를 돌볼 때 익숙한 장소, 안정적인 환경을 유지하는 것이 중요하다. 가능한 변화가 일어나지 않도록 주의해야 한다. 일본에서는 치매 환자가 요양원에 입소할 때 사용하던 물건을 가져오게 한다. 이것은 치매 환자의 병실을 익숙한 것들로 가득 채우기 위함이다. 병실을 익숙한 것들로 채우면 치매 환자가 안심한다고 했다. 심지어 화분에 있는 흙이라도 가져가는 것이 도움이 된다고 한다. 무엇보다 치매 환자가 불안감을 느끼지 않게 해주는 것은 치매 증상이 악화되는 것을 지연시킨다.

이전에 치매 환자와 여행을 가기 전에 치매 환자와 싸웠다는 말을 자주 들었다. 우리도 역시 할머니께서 치매 초기이셨을 때 똑같은 일을 겪었다. 어쩌면 이렇게 여행을 가기 딱 하루 전날에 일이 터지는지 기가 막혔다. 할머니와 여행을 떠나려고 할 때마다 자꾸만 뭐가 없어졌다고 하셨다. 이상하게도 할머니는 없는 일이라도 만드시는 것 같았다.

치매 증상이 진행되면서 치매 환자는 본인이 느끼는 어려움을 말로 표현하기가 어렵다. 특히 어디가 아픈지, 불편한 것이 있는지, 왜 화가 났는지 환자에게 물어봐도 대답을 들을 수가 없다. 그래서 돌보는 사람이 치매 환자의 행동이나 표정을 통해 이해하려고 하는 것이 중요하다.

할머니의 병원은 주돌봄자인 내가 책임졌다. 3개월에 한 번씩 정기적으로 병원에 가서 검진을 받았다. 병원에 가는 날은 아침잠이 많으신 할머니를 배려할 수 없었다. 주무시는 할머니를 깨워 따뜻하게 옷을 입혔다. 그리고 택시를 잡아 병원으로 가야 했다. 택시를 탈 때면 업고 내리기 쉽도록 가장 넓은 앞 좌석에 할머니를 태웠다. 그러면 할머니에게 내가 보이지 않았다. 그러자 자꾸만 뒤를 돌아 나를 쳐다보셨다. 그리고 자꾸만 어디를 가냐고 물어보셨다. 나는 할머니의 등을 만지며 내가 있다는 것을 알리며 병원으로 갔다. 병원에 도착하면 할머니는 눈을 말똥말똥 크게 뜨셨다.

처음에는 할머니께서 눈을 크게 뜨시는 이유를 몰랐다. 어느 날 할머니께서 화장실에 잠깐 다녀온다는 내 손을 꽉 잡고 안 놓아주셨다. 할머니를 두고 혼자 약을 타러 가기도 했었는데 그날은 이상했다. 결국, 할머니와 함께 화장실에 들어가서 볼일을 봤다.

그리고 할머니는 다시 내 손을 꼭 잡으셨다. 어디 가지 말라는 듯이. 어찌 보면 할머니께서 두 눈을 크게 뜨신 이유가 '불안함' 때문이 아닐까 싶다. 할머니는 절박하게 이곳이 어디인지, 자신을 버리고 가는 것은 아니신지 살피고 계셨던 것일 수도 있다.

치매 환자의 삶은 불안으로 가득하다. 자꾸만 잊어가는 기억과 매일같이 새로운 환경이 눈 앞에 펼쳐진다. 내가 치매 환자의 입장이라면 너무나 두려운 일임에 틀림없다. 그렇기 때문에 치매 환자의 행동을 세심하게 관찰해야 한다. 그러다 보면 공격적인 행동이 발생하는 원인을 찾아낼 수 있다. 원인을 줄여주면 공격적인 행동은 저절로 줄어들게 된다.

치매 환자에게는 '왜'가 없다. '도대체 왜 그러는 거야?' 하고 생각해도 치매 환자를 이해할 수가 없다는 말이다. 그래서 우리는 치매 환자에게 Why가 아닌 'If'의 관점으로 다가가야 한다. 치매 환자의 행동, 표정, 태도 등을 '만약에 나라면?'을 통해 가늠해보는 것이다. 이렇게 치매 환자의 입장에서 생각해보기를 강력하게 권하고 싶다. 치매 환자의 숨겨진 마음을 오롯이 볼 수 있기를 바라면서.

17. 밥에 독을 탔다면서 식사를 거부합니다.

치매 환자의 이런 말과 행동은 치매로 인한 '피해망상'입니다. 그러므로 사실 여부를 따지고 들거나 시시비비를 가리는 것은 올바르지 않습니다. 함께 식사해보시는 건 어떨까요? 음식을 먹어도 괜찮다는 사실을 확인한다면 더는 거부하지 않을 수도 있습니다.

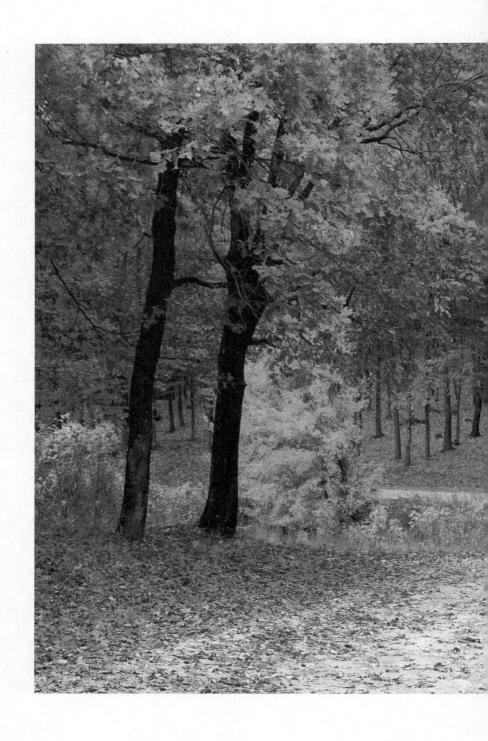

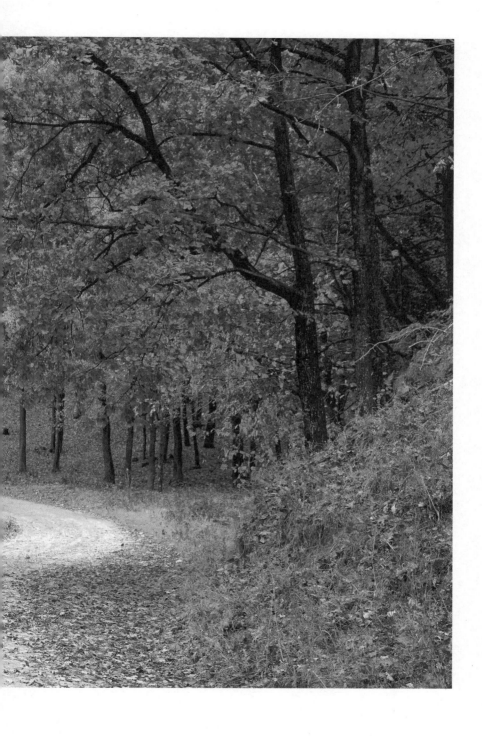

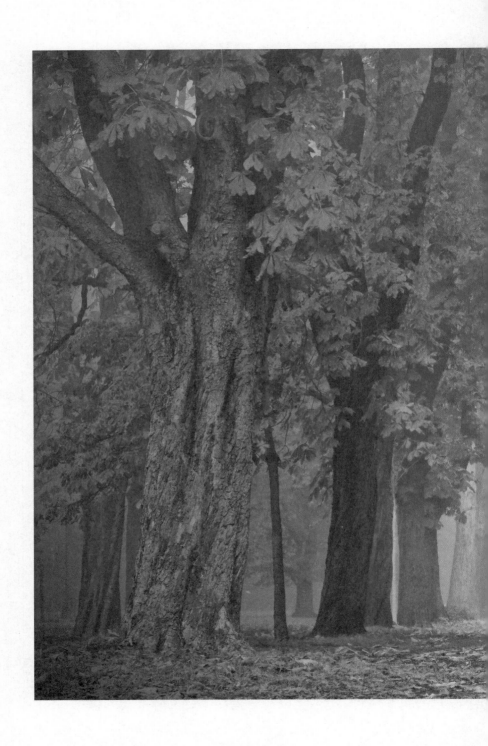

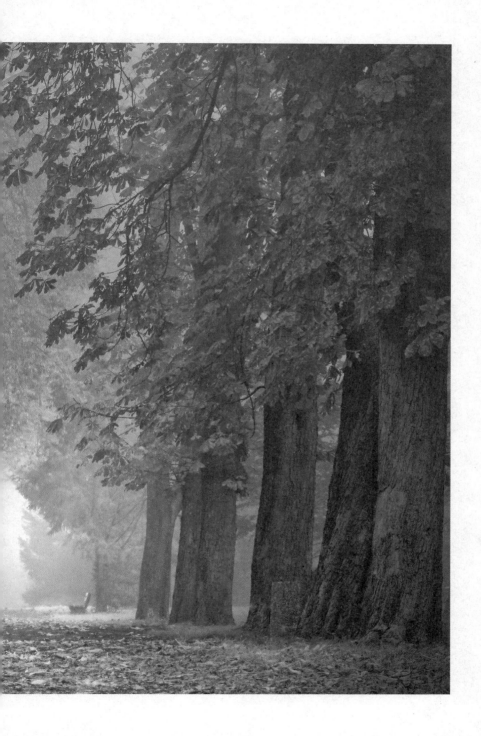

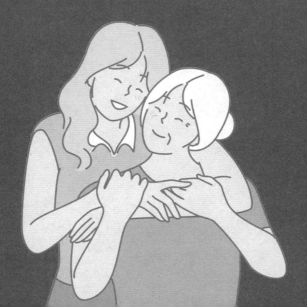

4장

원인을 알면
해결책이 보이는
치매 돌봄 방법

01

사소한 변화의 신호를 읽어라

시간이 흐르며 기계도 고장 나듯이 나이가 들면 안 아픈 곳이 없다. 그래서인지 어르신들은 맨날 어디가 아프다고 한다. 요즘 엄마도 안 아픈 곳이 없다. 허리도 아프고, 무릎도 아프고, 어깨도 아프다고 한다. 좋은 이야기도 한두 번이면 듣기 싫은 법인데 아프다는 이야기를 자꾸 들으면 점점 무뎌진다.

할머니도 예전엔 맨날 "다리가 아프다. 허리가 아프다. 너희들 때문에 죽겠다. 내가 빨리 죽어야지."라는 말씀을 자주 하셨다. 그런데 치매가 많이 진행되자 어디가 아픈지 말하지 못하셨다. 치매 환자는 자신의 신체 상태를 정확하게 호소하는 데 어려움이 있다. 어디가 아픈지, 불편한 곳이 있는지 말하지 못하고 무언가 모르게 평소와 다른 모습을 보인다.

할머니는 이가 거의 없으시다. 그래서 식사하실 때 틀니가 꼭 필요했다. 그런데 어느 날부터인가 틀니를 안 끼려고 하셨다. 음식을 드려야 하는데 할머니와 틀니로 씨름을 하게 된 것이다. 할머니는 혼자서 틀니를 끼고 빼고 하셨던 분이다. 그런데 틀니를 드려도 감추려고만 하셨다. 갑자기 왜 이러시는지 알 수가 없었다.

나는 할머니에게 "할머니. 틀니를 껴야 밥을 먹지요."라고 말했다. 할머니는 끼우는 시늉을 하다가 이내 옷 속으로 틀니를 숨기셨다. 그래도 나는 식사를 챙겨드려야 했다. 나는 "할머니. 숨기는 거 다 봤어."라고 말하며 할머니의 틀니를 뺏었다. 그리고 다시 틀니를 끼실 수 있도록 했다. 그러자 할머니가 틀니를 끼워주려는 내 손을 물으셨다. 정말 깜짝 놀랄 정도로 꽉 깨물었다. 손에 멍이 들 것 같았다. 결국, 나는 억지로 틀니를 끼웠다. 그런데 갑자기 너무 억울한 것이다. 그래서 나는 "할머니. 뭐 하는 거야? 나를 왜 물어?"라고 소리쳤다.

할머니는 틀니를 억지로 끼운 내게 화가 나신 것 같았다. 할머니도 "동네 사람들. 여기 좀 와보슈. 저년이 나를 잡아먹으려고 해요."라며 소리를 지르셨다. 이럴 때 식사를 챙겨드리면 밥상을 엎으셨다. 숱한 경험으로 잠시 떨어져 있는 게 좋다고 생각했다. 그래서 나는 잠시 방에 들어가 있었다. 그런데 소리를 들어보니 틀니를 또 빼시는 것이다.

결국, 밥을 죽처럼 끓이고 반찬을 모두 다져서 드려야 했다. 정말 이유를 몰랐다. 분명 할머니께서 이러시는 이유가 있을 것이다. 어디가 아프신 건가? 틀니에 문제가 있나? 빠르게 원인을 찾아야 했다.

그래서 다음 날 할머니와 치과에 다녀왔다. 이전에 할머니는 식사를 드시고 내가 설거지하는 동안 이불 속에 틀니를 숨겨두셨다. 나는 숨겨둔 틀니를 못 찾다가 한참 뒤에 찾기도 했다. 언젠가 휴지로 예쁘게 감싼 틀니를 쓰레기통에서 발견한 적도 있다. 하나하나 만져보지 않았더라면 버릴 뻔했다.

치과에 가서 틀니를 안 끼우려고 하신다고 말했다. 살펴보니 틀니가 조금씩 뒤틀려 있다고 했다. 그래서 틀니를 끼우면 잇몸이 아프셨을 것이라 했다. 내가 할머니를 돌보며 가장 속상한 것이 아프다고 말하지 못하는 것이다. 이렇게 할머니에 대한 죄책감이 늘었다. 나는 할머니가 아픈 줄도 모르고 억지로 틀니를 끼우려고 했다. 말도 못 하고 얼마나 아프셨을까?

치매 환자를 돌볼 때 평소와 다른 행동을 하는 원인을 찾는 것이 중요하다. 이유 없는 행동은 없다. 그래서 더욱 세심한 관찰이 필요하다. 하지만 나는 간혹 할머니의 신호를 놓칠 때가 있었다.

이번에도 할머니의 식사를 챙겨드리고 있었다. 국을 맛있게 새로 끓여드렸다. 그런데 식사를 전혀 드시지 않는 것이다. 틀니도 잘 맞춰서 왔는데 식사를 다시 거부하셨다. 이번에는 또 이유가 뭘까. 관심을 받고 싶어서 이러시는 것인가? 이번엔 도대체 무엇이 문제인지 알 수 없었다. 그러다가 내가 할머니의 배를 만지며 "할머니. 배 안 고파? 진지 드셔야죠."라며 말했다. 종종 할머니에게 '진지 드세요.'라는 말을 하면 내 말을 잘 따라주셨다. 그래서 한번 시도해보았는데 이것도 통하지 않았다.

식사로 또다시 씨름하던 중 할머니가 갑자기 방귀를 뀌었다. 방귀를 뀌시면 웃으시던 할머니인데 웃지도 않으셨다. 그래서 나는 "할머니, 배 아파?"라고 물었다. 답변을 안 하셨다. 하지만 변을 못 봐서 배가 불편하신 듯 보였다.

할머니는 다리 관절이 구축되어 운동량이 줄자 변비가 심해졌다. 그래서 할머니는 변을 보시기 매우 힘들어하셨다. 그래서 관장을 하거나 변을 볼 때 항문 주변을 마사지해드려야 했다. 변을 보실 때가 돼서 그런가 싶었다. 그런데 언제 대변을 보셨는지 기억이 안 났다. 혹시 모르니 변을 보실 수 있도록 식사를 치웠다. 그리고 할머니를 간이변기에 앉도록 도와드렸다. 그리고 항문 주변을 만져드리니 냄새가 이상했다.

그날 변을 아주 시원하게 보셨다. 그리고 다시 식사를 차려드렸다. 그러자 정말 맛있게 밥 한 그릇을 뚝딱 드셨다. 그때부터 나는 달력에 할머니가 대변 보신 날을 적기 시작했다. 이렇게 눈에 보이게 적어두니 할머니의 패턴을 알게 되었다. 변을 보셔야 하는 날이 다가오자 식사 투정이 많아졌다. 그리고 식사량도 체크하기 시작했다. 그러자 할머니의 행동을 제대로 볼 수 있었다.

할머니를 더 잘 돌보기 위해서 공부하던 중 무서운 사실을 알게 되었다. 나는 치매와 할머니의 만성 질환인 당뇨병에 대해 알아보고 있었던 중이었다. 코를 드르렁드르렁 골고 있어도 저혈당 쇼크가 온 상태일 수도 있다는 것이다. 할머니께서도 종종 미동 없이 코를 드르렁드르렁 골며 주무실 때가 많았다. 나는 잘 주무시는 거로만 생각했었다. 그러나 이 상태가 저혈당 쇼크가 온 것일 수도 있다니. 정말 깜짝 놀랐다.

당뇨병 환자에게 저혈당이 위험하다는 것은 익히 알고 있었다. 뉴스에서도 운전 중에 저혈당으로 갑자기 쓰러진 버스 기사의 이야기를 들은 적도 있다. 그런데 특히 치매 환자의 경우 자신의 아픈 곳을 말하는 데 어려움이 있지 않은가! 그래서 저혈당 상태를 쉽게 알아채지 못하는 경우가 많다. 저혈당이면 손 떨림, 기운 없음, 불안감, 식은땀 등이 난다. 이런 상태를 확인하면 즉시 혈당을 측정해야 한다.

할머니의 경우 당뇨약을 드신 지 10년이 넘으셨다. 이전에는 최대한 달지 않고 저염분으로 드시게 했다. 그러다 보니 할머니가 설탕과 소금을 숨겨놓았다가 넣어 드신 적도 있다. 할머니가 90세가 넘어가자 병원에서는 식사를 잘하시는 것이 더 좋다고 했다. 더불어 드시고 싶은 것을 드시게 하라고 했다. 감사하게도 혈당 유지가 잘되고 있어서 약도 줄이고 있었던 터였다.

그래서 당뇨병의 심각성을 몰랐다. 혈당 측정기도 없었다. 그 이야기를 듣고 바로 혈당 측정기를 구매했다. 저혈당 쇼크가 왔을 때는 자는 듯 보여도 흔들어 깨워도 일어나지 못한다고 한다. 그래서 어르신들이 주무실 때 한 번씩 건들어보는 것도 필요하다.

나는 할머니가 곤히 자실 때 돌아가신 줄 알고 코에 손을 대본 적이 있다. 그러나 저혈당 쇼크를 확인하기 위해서는 흔들어 깨워보거나 꼬집어 깨워야 한다. 이 신호를 그냥 지나치면 일이 커져 사망에까지 이를 수 있다. 치매 환자를 돌보는 것은 정말 세심한 관찰이 필요하다. 그런데 감사한 것은 사소한 신호를 보내주고 있다는 것이다. 그래서 치매 환자의 아프다는 말을 그냥 넘기면 안 된다. 또한 '왠지 모르게 평소와 조금 다른 것 같은데?'라는 생각이 들었을 때는 이상한 것이 맞다.

몸에 무언가 문제가 생기면 사소한 신호를 보내기 마련이다. 사소한 신호를 읽어야 한다. 치매 환자가 평소와 다른 행동을 하거나 갑자기 이상한 행동을 할 때 원인을 찾아보자. 식사를 거부한다든가 갑자기 화를 내는 데에는 이유가 있다. 기계도 갑자기 고장 나지 않는다.

18. 치매 환자가 어디가 아픈지 알 수가 없습니다. 어떻게 해야 할까요?

치매 환자는 자신이 어디가 아픈지 말하거나 표현하지 못하는 경우가 많습니다. 이는 치매가 더욱 진행될수록 그렇습니다. 치매 환자가 평소와 달리 짜증을 내거나 무기력한 모습을 보이진 않나요? 그래서 항상 세심하게 관찰하는 것이 너무나도 중요합니다.

02

치매에 걸려도 사람다운 생활을 하고 싶다

헌법 제 10조에는 '모든 국민은 인간으로서의 존엄과 가치를 가지며, 행복을 추구할 권리를 가진다. 국가는 개인이 가지는 불가침의 기본적 인권을 확인하고 이를 보장할 의무를 진다.'라는 조항이 있다.

인간이라면 누구에게나 주어진 인간으로서의 존엄, 가치, 행복을 가진 다는 뜻이다. 그런데 치매 환자에게도 주어진 인간으로서의 존엄은 잘 지켜지고 있을까? 특히 치매 환자의 존엄성을 말할 때 착취와 학대가 화 두로 떠오른다. 때리고 빼앗는 것만이 학대라고 생각하는가. 아니다. 치 매 환자의 일상생활 곳곳에서 존엄이 지켜지지 않고 있다.

나는 우리 가족의 패턴에 맞게 할머니를 돌봤다. 사실 할머니를 규칙적으로 돌봐야 했다. 할머니의 패턴에 맞게 돌봐야 했다. 하지만 할머니와 함께 살기 위해서는 어쩔 수 없다고 생각했다. 그러자 할머니와 마찰이 생기기 시작했다.

언제는 일찍 밥을 드려야 했고 언제는 늦게 식사를 드셔야 했다. 그리고 내가 외부 출장 강의가 있을 때면 할머니는 더욱 이른 시간에 일어나셔야 했다. 내가 나가면 할머니 아침을 챙겨드릴 사람이 없다는 이유였다. 그래서 나는 할머니를 일찍 깨워 아침 식사를 드리려 했다. 식사를 다 챙기고 할머니를 깨웠다. 내가 "할머니, 일어나세요. 식사하세요."라며 할머니를 일으키려고 했다. 그러자 할머니가 막 욕을 하시는 것이다. 그러면서 내게 "왜 그려!"라며 화를 내셨다. 하지만 할머니의 식사를 챙겨드려야 했다. 이렇게 내 위주로 할머니를 돌봤다. 나 때문에 어쩔 수 없이 일어난 할머니는 앞에 있는 밥상을 엎으셨다. 너무 당황한 나는 소리를 질렀다. "할머니. 바빠 죽겠는데 이러면 어떻게 해."라며 화를 냈다. 할머니의 입장에서는 잘 자고 있던 자신을 갑자기 깨운 사람이 화를 내는 것이었다. 그런데 나는 이런 할머니의 입장을 고려하지 않았다.

치매 환자에게도 좋아하는 것, 싫어하는 것, 개개인의 특성이 있다. 누구나 자신만의 일상 패턴이 있고 당연히 그것을 누릴 자격이 있다. 그런데 나는 할머니의 특성을 파악하지도 않은 채 나의 일상에 맞추려고 했다. 이것이 할머니를 위한 일이라고 생각했다. 그러나 할머니는 오전 잠이 많으셨다. 그리고 오후부터 활기가 넘치셨다. 그리고 저녁 12시가 넘어서 주무셨다. 그래서 일찍 일어나셔서 아침을 드시는 것을 힘겨워하셨다. 할머니가 치매 이전에 살아오셨던 삶도 이른 오전이 아닌 늦은 오전부터 시작되었다. 이것을 왜 고려하지 않았던 것일까.

걸을 수 없는 할머니는 거실에서 생활하셨다. 그래서 거실에서 모든 생활을 하실 수 있도록 했다. 할머니의 화장실, 주무시는 공간, 식사를 드시는 공간도 모두 거실이었다. 할머니는 거실에서 TV를 보시다가도 소변이 마려우시면 간이 변기를 이용하셨다. 그러고는 화장실에 간이 변기를 넣어두셨다. 그러던 어느 날 출강 강의에 다녀오니 할머니께서 거실이 아닌 부엌 안쪽에 들어가셔서 소변을 보고 계셨다. 왜 그러시지? 라는 생각을 했다. 할머니에게 왜 여기서 소변을 보고 있냐고 여쭤봐도 말씀을 안 하셨다.

언젠가 할머니와 함께 TV를 보는데 할머니가 소변이 마렵다고 하셨다. 그래서 나는 평소처럼 할머니에게 간이 변기를 드렸다. 그리고 바지 벗는 것을 도와드렸다. 그런데 할머니가 갑자기 내게 "저기 사람들이 보잖아."라며 속삭이셨다. TV에 나오는 사람들이 할머니가 소변보는 것을 보고 있다는 것이다. 나는 "아냐. TV 속에 있어서 할머니를 못 봐."라고 말했다. 그러나 할머니는 계속 소변이 마려운데도 구석으로 가셨다. TV에 나오는 인물이 현재 자신과 함께 있다고 착각한 것이다.

과연 치매 환자를 돌보는 이가 '돌봄자의 입장'이 아닌 '치매 환자의 입장'에서 돌봄을 제공하고 있을까? 대부분 돌봄자의 입장에서 돌봄을 제공하고 있다고 생각한다. 나 역시 그랬다. 나의 편의를 위해 모른 척했던 것 같다.

할머니의 치매가 더 진행되자 할머니는 소변, 대변 실수를 많이 하셨다. 기저귀 없이 소변 시간을 맞춰보려고 했지만 역부족이었다. 그래서 결국, 1년 뒤에는 기저귀를 사용하게 되었다. 그런데 할머니는 기저귀를 처음 하셨을 때 자꾸 기저귀에 손을 넣어 찢으셨다. 그러고는 기저귀를 빼서 집어 던지고 결국 소변은 이불에 누셨다. 그럴 때마다 나는 할머니에게 화를 냈다.

기저귀를 빼면 이불, 옷, 양말까지 모두 갈아입어야 했다. 더불어 목욕과 바닥 청소를 해야 했다. 정말 미칠 노릇이었다. 왜 기저귀를 빼는지 나는 이해하지 못했다. "그냥 가만히 좀 있어."라며 소리를 질렀다. 하지만 기저귀를 빼는 일은 또다시 반복되었다. 하루에도 여러 번 바닥을 닦고 목욕을 시키고 옷을 빠는 일이 몇 차례씩 되풀이되었다. 정말 울고 싶었다.

나는 할머니에게 "왜 이렇게 자주 소변을 보는 거야? 기저귀는 왜 뜯어? 왜 벗으려고 하는 거야? 왜 자꾸 실수하는 거야?"라며 신경질적인 말투로 투덜거렸다. 할머니의 똥오줌을 처리하는 내 모습은 아직 먼 미래의 일이었기 때문이다. 그리고 할머니의 기저귀를 갈 때 TV가 켜져 있든 말든 신경 쓰지 않았다. 특히 엄마와 언니가 옆에 있을 때도 기저귀를 갈았다. 할머니는 내가 기저귀를 갈려고 할 때마다 나를 발로 차고 화를 내셨다. 나는 그래도 해야 하는 일이라 생각했다.

가족이라는 이유로 나는 할머니의 '존엄성'을 지켜주지 않았다. 누구에게나 주어진 권리를 내가 빼앗은 것이다. 앞서 할머니는 부끄러움을 갖고 계셨다. 그런데 '기저귀를 갈아야 해.'라는 생각을 했지 '할머니가 부끄럽지 않을까?'라는 생각을 하지 않았다. 치매 환자는 치매로 인해 '기억'을 잃어도 '감정'은 끝까지 남아 있다. 할머니의 입장에서 돌봄을 했어야 했지만 그러지 못했던 내가 안타까웠다.

뭔가 해결책이 필요했다. 하루는 할머니가 왜 기저귀를 빼는지 지켜보았다. 할머니는 기저귀의 접착 면에 손을 넣어 자꾸 긁으셨다. 할머니가 처음 사용한 기저귀는 바스락거리는 재질이었다. 그것이 살에 닿는 것이 불편하신 것 같았다. 이것도 모르고 할머니에게 신경질을 부리고 화를 낸 것이다. 성인용 기저귀 중 가장 많이 팔리는 것을 구매했던 내 잘못이었다. 그래서 나는 여러 브랜드의 제품을 구매했다. 할머니에게 가장 잘 맞는 기저귀를 찾기 위함이었다.

할머니는 팬티형으로 된 부드러운 기저귀를 하실 때면 기저귀를 벗지 않으셨다. 그리고 팬티처럼 생겨서인지 할머니가 거부감 없이 받아들이셨다. 그리고 기저귀를 갈 때는 먼저 할머니의 눈을 보며 말을 걸었다. "할머니, 우리 오줌 쌌나 안 쌌나 잠깐 확인해도 될까요?"라고 물었다. 그러면 할머니는 "된다.", "안 된다."라고 말씀하셨다. 안 된다고 말할 때면 바지에 뭐가 묻었다고 잠깐 보자며 기저귀를 갈았다.

치매 환자에게도 사람다운 삶을 살 권리가 있다. 그런데 같은 여자라는 이유로, 가족이라는 이유로, 보호자라는 이유로 할머니의 존엄성을 빼앗았다. 그러면서도 당연하고 해야 하는 일이라고만 생각했다. 내 생각과 태도를 바꾸자 할머니는 나를 발로 차거나 화를 내지 않으셨다. 오히려 깨끗하게 해줘서 고맙다고 말씀하셨다. 처음에 '고맙다.'라는 말을 듣고 너무 놀랐다. '이런 말씀도 하시는구나.' 하고 가슴이 뭉클했다. 또한 나의 잘못된 행동도 반성하게 되었다.

배변과 관련된 문제는 치매로 인한 것만은 아니다. 신체적 노화로 인해 화장실에 도착하기도 전에 소변이나 대변을 보는 경우가 있다. 그런데 이를 가지고 야단을 치거나 화를 내면 안 된다.

사람답게 산다는 것은 어떤 것일까? 사람답게 산다는 것의 다른 말은 '인권'이다. 인권이란 인간으로서 당연히 누려야 할 권리를 말한다. 가난한 사람이건 부자건, 여자건 남자건, 사람은 누구나 인간으로서 당연히 누려야 할 인권을 갖고 있다. 그런데 치매 환자에게 인권이란 것이 있기는 한 것일까? 누구나 사람답게 살기를 원한다. 치매 환자일지라도 사람답게 살고 싶은 마음이 없는 것은 아니다. 그러니, 치매 환자의 인권이 잘 지켜지고 있는지 되돌아볼 필요가 있다.

19. 변을 손으로 만지고 벽에 칠하곤 합니다.

치매가 많이 진행되면 대소변이 나오는 것을 느끼지 못합니다. 이럴 때면 대변을 숨기기도 하는데 이는 수치심을 느끼고 해결하기 위해 했던 행동이기도 합니다. 또한 치매 환자가 변이라는 사실을 인지하지 못하는 경우도 있습니다. 그래서 손에 묻은 것을 닦으려다가 이런 사건이 발생하기도 합니다. 많이 힘드시겠지만 치매 환자의 자존심이 다치지 않도록 해야 합니다. 따라서 '행동'에 집중하는 것이 아닌 미리 배설 습관을 관찰하고 거기에 맞게 돌봄을 제공해주시길 바랍니다.

치매 환자 마음 읽기

치매 환자의 마음을 알기 위해 노력한 적이 있는가? 대부분 치매 환자의 마음을 알려 하기보다는 치매 환자의 이해가 안 가는 행동에 신경이 곤두서 있을 것이다. 치매 환자는 도대체 무슨 생각을 하는 것일까? 도대체 왜 이렇게 행동하는 것일까? 가만히 있으면 될 텐데 왜 이러는 것일까? 치매 환자를 돌보며 수많은 생각이 든다. 그리고 수많은 생각을 하며 치매 환자의 마음을 바라보기보다는 이해할 수 없는 행동에 집중하게 된다.

치매 돌봄이란 도대체 어떻게 해야 할까? 치매 할머니를 돌보며 알 것 같으면서도 모르겠는 것이 할머니의 마음이었다. 어느 날은 할머니께서 나의 말을 잘 따라주셨다. 또 다른 날에는 나의 말을 들어주기는커녕 이유 없이 화를 내셨다. 그러나 이유 없는 행동이라는 것은 없다. 예를 들어 갓난아기가 운다. 아이의 엄마는 아이가 우는 이유를 알기 위해 세심하게 살펴본다. 배가 고픈 것인지, 대변을 본 것인지, 어디가 아픈지 말이다. 이렇듯 치매 환자의 행동 이유를 찾기 위해 나 역시 할머니의 마음을 들여다볼 필요가 있었다.

할머니는 특히 목욕하기 전에 공격적인 행동을 보이셨다. 나는 이틀에 한 번 할머니의 목욕을 도와드렸다. 그러니 일주일에 세 번 이상 할머니와의 진땀 나는 싸움이 벌어지는 것이다. 할머니는 저녁에 따뜻하게 목욕을 하시고 잠을 잘 주무셨다. 그래서 목욕은 항상 주무시기 전에 한다. 그래서 할머니가 저녁 식사를 드시고 기분이 좋으실 때 할머니에게 목욕하자고 말했다. 할머니는 "그려."라고 말씀하셨다.

목욕하기 위해 할머니를 화장실 앞으로 모셔왔다. 그러고는 새로 갈아입을 옷, 새 양말, 로션, 드라이기, 수건을 준비했다. 이제 할머니의 옷을 벗기기만 하면 됐다. 나는 할머니의 양말과 옷을 벗기며 "할매. 이제 옷 벗고 씻자."라고 말했다. 할머니가 갑자기 눈을 부릅뜨며 날 쳐다보신다. 그러면서 어디서 엄청난 힘이 나오는 건지 할머니는 옷깃을 잡으셨다.

그리고 "왜 이려, 왜 이러는 겨."라며 내게 소리치셨다. 그러면서 "동네 사람들. 여기 좀 보슈. 동네 사람들. 이 사람이 나한테 하는 짓 좀 보슈." 라며 소리를 지르셨다.

내가 할머니의 힘을 감당하지 못할 때가 있다. 그래도 목욕은 해야 했기에 처음에는 억지로 할머니의 옷을 벗겼다. 그리고 나를 꼬집는 할머니를 안고 화장실 안으로 들어갔다. 이럴 때면 목욕을 하는 도중에도 할머니의 공격적인 행동을 당해내야 했다. 기분 좋게 목욕을 도와드리는 것인데. 할머니는 내 마음도 몰라준다고만 생각했다.

언제는 기분 좋게 목욕을 하러 들어가셨다. 하지만 언제는 나를 꼬집고 안간힘을 쓰며 이렇게 버티셨다. 이유를 알 수가 없었다. 그런데 이유가 있었다. 내가 할머니의 마음을 제대로 이해하지 못했던 것이 문제였다. '무엇을 주는 것보다 어떻게 주는 것이 더 중요하다.'라는 말이 있다. 내가 할머니의 목욕을 위해 어떻게 행동했는지 생각해보았다.

할머니는 목욕하자는 나의 말을 기억하지 못하셨다. 할머니로서는 기분 좋게 TV를 보고 있었는데 갑자기 누군가가 자신을 화장실 앞으로 데려갔다. 심지어 자신의 옷을 벗기려 했다. 그래서 옷을 벗고 싶지 않은 마음에 옷을 부여잡았다. 그런데도 마구잡이로 목욕을 시키려고 하는 것이었다. 그럼 치매 환자 본인은 왜 목욕을 하는 것인지 기억할 수 없을 뿐만 아니라 수치스러움과 당황스러운 감정을 느끼게 된다. 따라서 치매 환자에게 어떤 도움을 주기보다는 어떻게 도움을 줄 것인지 생각해야 한다.

할머니의 마음을 이해했다면 나의 태도가 바뀌어야 했다. 그래서 나는 할머니의 깔끔하고 예쁜 것을 좋아하시는 성격을 이용해보기로 했다. 할머니의 목욕을 하기 전에 할머니가 가장 좋아하는 색의 옷과 양말을 꺼냈다. 그러고는 할머니에게 옷을 보여줬다. 그러면서 나는 할머니에게 "할매. 우리 깨끗하게 씻고 여기 있는 예쁜 옷으로 갈아입을까? 내가 깨끗하게 빨아 놨어요."라고 말했다. 그러자 할머니는 옷을 만지며 "예쁘네. 요걸로 갈아입자고?"라며 되물어보셨다. 그리고 내가 먼저 옷을 다 벗었다. 이제는 할머니의 차례다. 할머니에게 옷을 벗자고 말했다. 할머니는 옷을 모두 벗은 내 모습을 보고는 기꺼이 내게 몸을 맡기셨다. 처음에는 괴로웠던 치매 할머니의 목욕시키기가 이렇게 쉽게 해결될 줄이야! 치매와 함께 살아가는 할머니의 마음을 들여다보는 것만으로도 변화가 생겼다.

치매 환자를 돌볼 때 돌보는 이의 태도에 따라 치매 환자의 행동이 달라지기도 한다. 언니가 할머니를 대하는 방법에 대해 잘 알지 못했을 때의 일이다. 할머니는 언니가 주는 식사, 언니와의 목욕을 거부하실 때가 많았다. 언니는 할머니의 행동에 속상해했다. 내가 드리는 식사는 입을 쩍쩍 벌리면서 드시더니 자신이 주는 식사는 입도 안 댄다며 못 하겠다고 말했다.

나 또한 미칠 노릇이었다. 다른 가족이 도와줄 때 할머니께서 잘 받아주시면 좋으련만, 나의 손을 거쳐야만 모든 것을 받아들이셨다. 가족의 도움은 사막에서 오아시스를 만나는 것만큼이나 엄청난 일이다. 그런 오아시스를 만날 수 있는데 할머니가 받아들이지 않으셨다. 나는 또다시 할머니가 언니의 돌봄을 거부하는 이유를 찾기 위해 노력했다. 그러자 언니의 말투와 언니의 태도에 따라 할머니의 행동이 달라지는 것을 알게 되었다.

치매 할머니를 돌보는 일을 처음부터 잘하는 사람은 없을 것이다. 나 역시 수많은 시행착오가 있었다. 언니는 할머니에게 어떻게 다가가야 하는지 잘 알지 못했다. 언니는 할머니의 식사를 열심히 챙겨서 할머니 앞에 앉았다. 그런데 할머니가 물 한 모금도 안 드시려고 하자 밥을 드리기도 전에 이미 지쳤다. 그러기를 반복하자 언니는 밥을 드리기도 전부터 한숨을 내쉬었다. 좋은 마음으로 도와드리려 하다가도 다시 한숨을 내쉬었다. 언니의 마음을 모르는 것은 아니다. 치매 환자를 돌보며 무언가를 하기도 전에 지치는 일이 많다. 그러나 우리도 앞에 있는 사람이 한숨 쉬거나 귀찮아하는 모습을 보이면 기분 나쁘지 않은가!

돌보는 사람이 치매 환자의 마음을 이해하는 것은 정말 중요하다. '할머니가 식사를 드시지 않으려는 이유가 뭐지?' '할머니께서 어디가 불편하신가?' 살펴야 한다. 나는 그때부터 언니에게 할머니를 돌볼 때 먼저 생각해야 할 점을 알려주었다. 먼저 할머니에게 다가갈 때 부드러운 목소리로 말을 건네며 다가가야 하며, 할머니와 마주 보며 눈을 맞추고 다가가라고 말했다. 그리고 나서 '식사를 하자'. '목욕을 하자', '이제 주무실 시간이다' 등의 말을 건네라고 알려주었다.

할머니는 식사를 드실 때 누군가 밥에 독을 탔을지도 모른다는 생각을 하고 계셨다. 그래서 나는 할머니의 밥을 드릴 때 내가 먼저 먹는 모습을 보여드렸다. 그리고서 권하면 할머니는 맛있게 식사를 하셨다. 언니도 할머니를 돌보는 방법을 하나씩 알아가기 시작했다. 더불어 할머니의 마음을 이해하기 위한 노력을 했다. 그러자 할머니께서 언니에게도 마음의 문을 여셨다.

치매 환자의 마음은 행동으로 표현되는 경우가 많다. 그래서 치매 환자가 이해할 수 없는 행동을 할 때는 치매 환자의 마음을 들여다보려고 하자. 그런다고 치매 환자의 이해하기 힘든 행동의 원인을 모두 찾아내기란 어려울 것이다. 그런데도 만일 내가 치매 환자의 입장이라면 어땠을까 생각해보길 바란다. 그러면 조금이라도 치매 환자의 마음을 이해할 수 있을 것이다. 그래야 치매 환자의 마음을, 치매 환자의 불안함을, 치매 환자의 불편함을 제대로 볼 수 있다.

치매 환자의 행동이나 말은 '병' 때문이다

"할머니. 정말 왜 이러는 거야?"

"할머니. 내가 돈을 뭣 하러 훔쳐가."

"할머니. 언제까지 나를 이렇게 힘들게 할 거야."

치매 환자를 돌보며 종종 피가 거꾸로 솟는 경험을 하기도 한다. 그때마다 나는 할머니가 나를 골탕 먹이려고 하는 것만 같았다. 그러나 치매환자와 돌보는 이가 싸우는 이유에는 '정신행동 증상'이 있다. '정신행동증상'이란 치매로 인해 나타나는 부적절한 행동, 비현실적인 생각, 조절되지 않는 감정 등을 말한다. 특히 의심, 망상, 불안과 같은 정신 증상을 보이기도 한다. 더불어 배회, 공격적인 행동, 반복적인 행동을 보이기도 한다. 이 모든 증상이 할머니에게 나타났다.

'벽에 똥칠한다.'라는 말을 어렸을 때 들었던 적이 있다. 노망난 노인이 벽에 똥칠할 때까지 산다는 말이었다. 말로만 듣던 '벽에 똥칠한다.'라는 상황이 내게 벌어졌다. 믿기지 않았지만 정말로 내게 일어난 일이었다. 언젠가 내가 강의를 다녀왔을 때의 일이다. 현관문을 열자 지독한 똥 냄새가 났다. 신발을 벗으며 나는 '할머니가 똥을 누셨나 보다.' 하고 생각했다. 그런데 거실까지 들어와보니 벽에 똥이 칠해져 있었다.

이사를 한 지 얼마 안 된 집에 똥이 범벅되어 있었다. 할머니는 워낙 깔끔하신 성격으로 치매가 진행되어도 깔끔한 성격만큼은 계속 이어졌다. 혼자서 간이 소변기로 소변을 보실 때도 깨끗하게 뒤처리를 하셨다. 그럴 뿐만 아니라 목욕을 하실 때도 몸이 닳아 없어질 정도로 몸을 깨끗하게 씻으셨다. 그런데 이런 할머니가 이불과 벽에 똥칠하셨다니…. 믿을 수가 없었다.

내가 네 시간 정도 나갔다 온 사이에 벌어진 일이다. 그 당시 할머니는 아직 기저귀 없이 배변 활동이 가능하셨다. 그런데 이게 어찌 된 일인 것일까? 나는 벽을 보자마자 소리를 질렀다. 똥이 맞는지 냄새도 맡아봤다. 역시나 똥 냄새였다. 눈을 끔뻑끔뻑하며 순진한 얼굴로 누워 있는 할머니를 일으켰다. 나는 "할머니, 지금 벽에다 무슨 짓을 한 거야?"라고 물었다. 할머니의 손을 보니 손톱 사이사이마다 똥이 묻어 있었다. 할머니는 아무것도 모르겠다는 표정으로 나를 봤다.

집 안을 살펴보니 부엌부터 할머니가 누워계시는 곳까지 바닥에 손자국이 나 있었다. 똥이 묻은 바지는 부엌에 놓여 있었다. 할머니는 똥이 묻은 손으로 왔다 갔다 하신 것이다. 환장할 노릇이었다. 그런데 생각해보니 내가 간이 변기를 꺼내놓지 않고 나갔던 것이다. 간이 변기가 화장실 안쪽에 있었다. 아마도 할머니가 대변 신호를 느끼시고 간이 변기를 찾으려 하셨던 것 같다. 그러다가 참지 못하고 대변을 보셨던 것일 테다. 거실에 휴지도 있는데 왜 똥을 벽에 묻힌 것일까? 나는 소주를 물에 희석해서 온 집 안을 닦아야 했다.

이러한 행동을 부적절한 배설 행동이라 말한다. 내가 요양보호사 교육원에서 배운 내용이었다. 그런데 정말로 할머니가 벽에 똥칠을 할 것이라고는 상상조차 못 했다. 벽에 똥칠하거나, 이불이나 옷에 똥을 닦는 행동은 치매 환자에게 자주 보인다. 더 심할 때는 똥이 묻은 속옷을 옷장 속에 숨겨두는 경우도 있다. 할머니의 경우에는 간이 변기를 찾지 못해서 발생했다. 다양한 이유가 있을 것이다. 창피하다는 생각에 똥이 묻은 바지를 거실에 숨기려 하셨을 수도 있다. 아니면 손에 더러운 것이 묻어 있어서 닦아내려 했던 것일 수도 있다. 나는 전후 상황을 파악하기도 전에 벌어진 상황만 봤다. 그러고는 할머니가 나를 힘들게 하려고 일부러 했다고 생각했다. 문제는 발생했고 원인을 할머니에게 찾은 것이다.

치매 환자에게 부적절한 배설 행동이 발생했을 때 야단을 치거나 화를 내서는 안 된다. 치매 환자가 일부러 그러는 것이 아니라 '병' 때문에 발생한 일임을 기억해야 한다. 하지만 마음처럼 되지 않는 것이 돌봄이다. 나는 화를 내지 않기로 마음먹어놓고도 할머니가 또다시 같은 행동을 할 때면 할머니에게 화를 냈다. 화를 내는 시간이 조금 줄었을 뿐이었다. 그런데도 할머니의 행동은 병이지 의도가 있는 것은 아니었다.

할머니가 벽에 똥칠하는 해프닝은 세 번 정도 더 일어났다. 그런데 치매가 더욱 진행되고 할머니의 기력이 쇠하자 할머니의 똥칠했던 사건이 그리워졌다. 할머니가 배변 활동이 원활하게 안 되자 오줌과 똥을 누시는 것만으로도 감사한 순간이 다가왔다.

간혹 치매 환자에게 부적절한 성행동이 나타나기도 한다. 내가 요양보호사교육원에서 교육을 들었을 때의 일이다. 어떤 분께서 자신의 친구 이야기를 해주셨던 적이 있다. 그 친구는 요양보호사로 일하시는데 80대의 남성 치매 환자를 돌보게 되었다고 한다. 80대 치매 환자는 요양보호사가 집에 방문할 때마다 "나랑 하자. 나랑 좀 하자."라고 말했다고 한다. 친구는 처음에 뭘 자꾸 하자는 건지 알지 못하셨다. 시간이 지나며 어르신의 행동을 보니 뭘 하자고 하는 건지 알게 되었다. 자신과 잠자리를 하자는 것이었다.

부적절한 성행동에는 자위 행위, 성기 노출, 부적절한 신체 접촉 등이 있다. 더불어 사람들 앞에서 옷을 자꾸 벗는 행동도 있다. 치매 환자를 돌보는 이들이 가장 어려워하고 난감해하는 행동 중의 하나이다. 80대의 치매 환자는 이미 친구분이 가기 전에 여러 차례 요양보호사님들이 부적절한 성행동 때문에 그만두셨다고 한다. 이 또한 일부러 하는 행동이라고 치부해서는 안 된다. 뇌의 특정 부위 손상으로 인한 것일 수도 있다. 특히 뇌의 앞부분인 전두엽에 손상이 있을 때 부적절한 성행동이 나타나기도 한다. 하지만 배설의 욕구로 인한 행동일 수도 있다. 혹은 성기를 감싸는 속옷이나 바지가 불편해서일 수도 있다. 이는 병으로 인한 것이니 지나치게 당황하거나 민감하게 받아들이지 않는 것이 좋다. 그런데 요양보호사나 보호자도 사람인지라 어떻게 당황하지 않겠는가.

그 친구분은 굉장히 유쾌하게 부적절한 성행동을 넘기고 있다고 했다. 치매 환자가 자꾸 하자고 말할 때마다 "아까 했잖아요."라고 말했다고 한다. 그러면 80대 할아버지가 "그래? 했어?"라며 수긍하셨다고 한다. 이렇게 유쾌하게 넘어갈 수도 있다. 하지만 아닐 수도 있고 부적절한 행동이 더 발생할 수도 있다. 그러나 의도보다는 '병'을 먼저 바라볼 필요가 있다. 더 나아가 병원 상담을 통해 '정신행동 증상'을 줄일 수 있는 약을 처방받는 것도 하나의 방법이다.

할머니에게는 거의 모든 행동 증상이 한 번씩 나타났다. 그런데 정신행동 증상은 여러 가지 증상이 한꺼번에 나타날 수도 있다. 하지만 모든 치매 환자에게 나타나는 것은 아니다. 정신행동 증상이 치매 환자의 가족과 돌보는 이를 가장 힘들게 만든다. 내가 가장 힘들었던 것도 이 때문이었다. 지금까지 내가 알고 있던 할머니가 아니라 다른 사람이 된 것만 같았다.

치매 환자를 돌보며 피가 거꾸로 솟는 기분이 들기도 한다. 하지만 '이 모든 증상이 병으로 인한 것이지 누군가를 괴롭히려고 그러는 것이 아니다.'라는 것을 명심해야 한다. 치매 환자의 문제행동에는 나름의 이유가 있다.

20. 자신의 물건을 제가 훔쳐갔다고 합니다. 어떻게 대응해야 할까요?

이는 '도둑 망상'에 해당합니다. 망상이란 실제 일어나지 않은 일이 현재 일어나고 있다고 생각하는 것을 말합니다. 치매로 인해 나타나는 행동입니다. 그런데도 의심받는다는 생각에 속상하실 줄 압니다. 하지만 치매에는 '설득'보다 '납득'이 중요합니다. 그래서 훔치지 않았다고 부정하는 대신 잃어버린 물건을 함께 찾아봐주시길 바랍니다. 그리고 치매 환자의 말을 차분하게 들어주는 자세가 필요합니다.

할 수 있는 일과 할 수 없는 일을 구별하라

식사하기, 화장실 가기, 세수하기, 옷 입기와 같은 일상생활은 특별한 노력 없이 할 수 있는 일들이다. 그러나 치매 환자에게는 이러한 일들을 하기 위해서 큰 노력이 필요하다. 때에 따라서 누군가의 도움을 받아야 한다. 하지만 치매에 걸렸다는 이유로 그 순간부터 일상생활을 못 하는 것은 아니다. 그런데 대부분 치매에 걸리는 순간부터 많은 일을 해내지 못하리라 생각한다.

치매 환자를 돌보며 치매 환자가 '할 수 없는 일'을 '할 수 있는 일'이라고 생각할 때가 있다. 그럴 때면 돌보는 이가 더욱 화가 나고 속상해진다. 할 수 없다는 사실에 초점을 맞추기 때문이다. 왜 이렇게 행동하는 거지? 왜 이런 것도 제대로 못 하지? 라는 생각이 드는 것이다. 그래서 치매 환자가 스스로 수행할 수 있는지, 돌봄이 필요한 정도를 확인할 필요가 있다.

할머니는 다리를 펼 수도 없고 일어설 수도 없는 상태였다. 그래서 이전보다 할 수 없는 일이 더 많았다. 그런데도 나는 '현재'의 할머니를 바라보기보다는 '이전'의 할머니 모습을 떠올렸다. 그러자 '할 수 없는 일'과 '할 수 있는 일'을 구별하기가 어려웠다. 더불어 할머니는 고령자이기에 신체적 질환에도 많은 문제가 생겼다. 이전에는 쉽게 팔을 뻗을 수 있었다. 하지만 시간이 지나자 팔의 가동범위가 줄어드는 것이다.

할머니를 업고 병원에 가야 하는데 할머니가 내 목을 잡지 못하셨다. 예약해둔 택시는 집 앞에서 기다리고 있는데 자꾸만 나를 잡지 않는 것이다. 나는 할머니에게 화를 냈다. "할머니, 나 붙잡으라고. 그래야 내가 업을 수 있다니까?"라고 소리쳤다. 그런데도 할머니는 나를 잡지 못했다. 결국, 내가 힘을 더 주어 할머니를 잡아 올려야 했다. 신체적 노화로 인해 할머니가 나를 잡지 못하는 것인데 나는 화를 내고 있던 것이다.

요양보호사 자격증을 따기 위해 교육원에 다니며 한 어머니와 친해졌다. 어린 친구가 공부하는 모습이 예뻐 보였는지 나를 잘 챙겨주셨던 분이다. 그분은 남편을 돌보기 위해 자격증 공부를 하신다고 했다. 남편이 치매에 걸리고 나서부터 이전에 알던 남편이 아닌 것 같다고 했다. 외출하기 전에 남편에게 식사 챙겨놓았다고 말을 했는데도 집에 오면 식사는 그대로였다고 했다. 그러고는 남편은 어머니에게 밥도 안 주고 나돌아 댕긴다며 폭력적인 행동을 했다고 했다. 분명히 남편이 식사를 챙겨 먹겠다고 말했는데도 말이다.

치매는 평소와 같이 행동하더라도 조금씩 할 수 있는 일이 줄어드는 병이다. 치매 증상에 따라 갑자기 완전 의존을 해야 하는 상황이 올 수도 있다. 요양보호사 교육원에서 만났던 어머니처럼 '남편이 왜 이러지? 평소처럼 밥도 혼자서 챙겨 먹을 수는 없는 건가?' 하고 생각할 수 있다. 그러나 치매로 인해 식사를 차려놓았다는 말을 기억하지 못할 수도 있다. 또한, 밥솥에 있는 밥을 꺼내는 방법을 잊었을 수도 있다. 전자레인지를 사용하는 법을 몰라서 그랬을 수도 있다.

스스로 할 수 있는 일, 누군가의 도움을 받아야 할 수 있는 일, 누군가의 전적인 도움이 있어야 할 수 있는 일의 단계를 확인하는 것이 중요하다. 그래야 치매 환자가 할 수 없는 일을 인정하고 도울 수 있다. 그리고 감정적으로 더는 다가가지 않게 된다.

반면에 할 수 있는 일은 최대한 스스로 할 수 있게 해야 한다. 그것이 '잔존능력'을 유지하게 돕는 것이다. 요양원에 실습을 나갔을 때의 일이다. 점심 식사를 챙겨드리는 중이었다. 실습 담당 선생님께서 내게 김 할아버지의 물을 챙겨드리라고 했다. 나는 김 할아버지의 물통에 물을 담아 가져다 드렸다. 갑자기 김 할아버지께서 내게 소리를 지르셨다. 무슨 일이냐고 여쭤보니 밥을 먹기가 너무 힘드시다는 것이다. 김 할아버지는 내게 밥을 떠먹여 달라고 하셨다. 나는 고민하다가 두어 번 떠먹여 드렸다.

담당 선생님께서 "소현 씨. 김 할아버지 혼자 드시게 나오세요."라며 나를 불렀다. 선생님은 내게 김 할아버지께서 혼자서 드실 줄 안다며 '잔존능력'을 지켜줘야 한다고 말했다. '잔존능력'이란 환자에게 남아 있는 일상생활 능력을 말한다. 혼자서 수저를 이용해서 식사를 드시게 하는 것, 혼자서 옷을 갈아입으시도록 하는 것 등 김 할아버지에게 남아 있는 일상생활 능력을 유지할 수 있게 해야 한다는 것이다.

치매가 있다고 모든 일을 스스로 하지 못하는 것은 아니다. 그러나 대부분 보호자, 돌보는 이가 옆에서 모든 수발을 들어주려고 하기도 한다. 안전상의 이유로, 안타까운 마음에 치매 환자의 사소한 것까지 다 해주려고 한다. 심지어 말하기 머뭇거리는 치매 환자를 대신해 의사를 전달

하기도 한다.

나는 할머니가 다시 집에 오셨을 때 일을 줄여야 할 필요성을 느끼지 못했다. 처음에 할머니는 많은 손길이 필요하지 않았기 때문이다. 할머니가 스스로 하실 수 있는 일이 많았다. 그래서 나는 일하는 시간을 줄이지 않았다. 어차피 출강 강의를 나가는 날 빼고는 집에서 일했기 때문이다. 나는 그렇게 할머니를 돌봤다. 그런데 어느 순간 할머니께서 일상생활을 하시는 데 너무나 오랜 시간이 필요했다.

할머니를 돌본 지 1년 정도 지났을 때였다. 할머니는 식사하실 때 자꾸 음식을 흘리셨다. 그러다 보니 바닥과 옷이 떨어진 음식물로 더러워졌다. 일이 두 배로 생긴 것이다. 그래서 어느 순간 내가 젓가락으로 할머니에게 반찬을 올려드리기 시작했다. 할머니는 편해하셨다. 음식을 흘리지도 않았고 옷이 더러워지지 않아서 나도 편했다. 그러다 내가 바쁠 때면 할머니에게 음식을 떠먹여 드렸다. 할머니께서는 아기새처럼 내가 드리는 음식을 잘 드셔주셨다. 이때는 내가 무슨 잘못을 하고 있는지 잘 몰랐다. 다만 바쁜 나를 위해서 하는 일이었다. 그리고 할머니를 돌보는 시간을 줄이기 위한 일이었다.

순전히 나를 위해서였다. 할머니에게 식사를 떠먹여 드리자 바닥을 치우지 않아도 됐다. 할머니의 식사 시간이 절반으로 줄었다. 나는 바쁘다는 이유로 할머니의 '잔존능력'을 지키기 위한 노력을 하지 않은 것이다. 그런데 이것이 내게 화살로 돌아올 줄 몰랐다. 할머니가 수저와 젓가락을 사용하지 않은 지 한 달이 되자 할머니는 더는 수저를 들지 않으셨다.

나는 할머니께 "할머니, 수저 들어보세요."라고 말했다. 그런데 할머니는 수저를 입까지 들어 올리지 못했다. 그래서 할머니는 돌아가실 때까지 전적으로 내게 의존해 식사를 드셔야 했다. 그제야 나는 '잔존능력'을 유지하는 것이 얼마나 중요한지 뼈저리게 느끼게 되었다.

대개 누군가 치매 환자의 옆에서 일상을 대신 거든다. 하지만 이 자체가 치매 환자가 할 수 있는 일을 유지하지 못하고 치매를 더 악화시킨다는 사실을 알지 못한다. 내가 할머니의 일상생활을 대신 해드리자 누군가의 도움 없이 식사를 못 하셨다.

그래서 치매 환자가 지금까지 하던 일들을 갑자기 그만두게 하는 것이 좋을지도 모른다는 생각은 금물이다. 안전상의 이유로, 돌보는 이를 위해, 안타까운 마음이 들었을지라도 말이다. 만약 치매 환자가 혼자서 산책하려 한다면 이를 막는 것이 아닌 함께하는 것이 좋다. 치매에 걸렸다고 모든 일을 할 수 없다고 판단하지 말자.

치매 환자를 위한다고 했던 것이 결코 치매 환자를 위한 것이 아닐 수 있다. 할 수 있는 일을 스스로 할 수 있도록 돕는 것, 할 수 없는 일을 인정하고 도움을 주는 것이 필요하다. 그러면 '잔존능력'을 유지할 수 있다. 그뿐만 아니라 가족이나 돌보는 이의 부담도 줄어든다. 어쩌면 치매 환자와 함께 살아가기 위해 치매 환자의 시간에 맞춰 조금 천천히 가는 것도 필요하다.

21. 혼자서 식사를 안 하려고 합니다. 도와드려도 될까요?

치매 환자를 돌볼 때 치매 환자에게 남아 있는 '잔존능력'을 유지하도록 도와주는 것이 중요합니다. 그래야 기능을 유지하고 장기적으로 삶의 질을 높일 수 있습니다. 스스로 할 수 있도록 칭찬하고 지지해주세요. 많은 시간과 노력이 필요할 수도 있습니다. 하지만 시간이 걸리더라도 치매 환자가 스스로 할 수 있도록 기다려주시길 바랍니다.

06

치매와 맞서 싸우지 마라

할머니는 어느 순간 식사를 챙겨드리는 내 모습을 뚫어지게 보셨다. 나를 바라보는 할머니는 '관심'의 눈빛이 아니라 '의심'의 눈빛이었다. 내가 냉장고에서 어떤 음식을 꺼내는지 어디에 담는지 모두 확인하려 했다. 그리고 정성스레 차려드린 밥상을 발로 차기도 했다. 언젠가 할머니는 내게 "밥에 독을 넣었지?"라며 소리를 지르시기도 했다.

이제 도둑년이 아니라 밥에 독약을 탔다고 생각하시는 것이다. 할머니를 위해 노력했던 것이 물거품이 된 것만 같았다. 그날부터 할머니는 식사를 거부하셨다. 독약을 탄 것을 어떻게 먹느냐며 화를 내셨다. 그러면 나는 시시비비를 가리려고 했다. 할머니에게 독을 넣은 것을 봤냐며 따져 물었다.

할머니의 행동은 정신행동 증상 중 하나인 망상에 해당한다. 의심이 심해져서 설명이나 설득을 해도 믿지 않는 것을 말한다. 도둑질한다고 생각하는 것은 도둑 망상이라 한다. 이는 치매 환자에게 가장 많이 나타나는 증상 중 하나이다. 망상은 뇌 손상에 의한 증상으로 일부러 하는 행동이 아니다. 하지만 당하는 보호자나 돌보는 이의 입장에서는 굉장히 억울한 일이다.

할머니는 내게 '도둑질을 했다', '밥에 독약을 넣었다'며 화를 내셨다. 머지않아 침을 뱉기도 하고 밥을 뜬 숟가락을 쳐내기도 했다. 나는 가족들에게 할머니의 행동 때문에 너무 힘들다고 말했다. 그런데 가족들이 있을 때는 이런 행동을 하지 않으셨다.

할머니의 행동은 치매 증상으로 인한 것이다. 하지만 나는 치매와 맞서 싸우려고만 했다. 억울해서 지고 싶지 않았다. 그렇게 싸우고 지치기를 반복했다. 결국, 화내기에도 지쳐 치매에 지고 싶지 않다는 생각도 접어야 했다. 그래서 나는 치매에 화를 내지 않기로 마음먹었다. 사실 그 마음은 그리 오래가지 않았지만 포기하지 않고 노력했다. 여러 생각 끝에 나는 할머니의 '기미 상궁'이 되기로 했다. 그날도 할머니는 여전히 나를 의심을 하셨다. 나는 아무렇지 않게 할머니에게 "봐봐. 이거 엄청 맛있다."라며 먹는 모습을 보여주었다. 음식을 먹어도 내가 괜찮은 것을 확인하고 나서야 할머니는 식사하셨다.

할머니의 정신행동 증상은 계속되었다. 이제는 밥이 아닌 약을 뱉어내셨다. 할머니는 연하곤란이 생기기 전까지 알약을 드셨다. 연하곤란이란 삼킴장애로 고령층에서 흔하게 발생하는 음식물을 삼키기 힘든 증세를 말합니다. 그런데 약을 드리면 드시는 척하다가 뱉어내셨다. 할머니의 옷에 붙어 있기도 했고 쓰레기통에 버려져 있기도 했다. 이불 속에 숨기기도 하셨다. 나는 할머니의 수법을 미리 알고 약이 넘어갔는지 '아' 해보라며 확인을 했다. 그런데 혀 밑에 숨겨서 약을 먹은 척을 하시는 것이었다. 정말 기가 막혔다.

이후에는 약을 갈아서 처방받았다. 할머니는 약을 물에 타드리면 이상한 것을 준다며 다시 뱉어내셨다. 그래서 요플레나 죽에 살짝 섞어서 드리기 시작했다.

치매 환자의 정신행동 증상은 영원히 지속되지 않는다. 대부분 '이런 증상이 언제까지 계속될까?'라는 걱정을 하고 있을 것이다. 일반적으로 정신행동 증상은 말기로 갈수록 줄어든다. 그러나 치매 환자의 정신행동 증상은 돌보는 이와의 관계를 악화시킨다. 더 나아가 돌봄 자체를 포기하게 만들기도 한다. 그래서 우리는 치매 환자의 치매와 맞서 싸우지 않기 위한 세 가지 자세를 꼭 기억해야 한다.

첫째, 치매 환자의 삶의 경험과 살아온 역사를 이해한다.

나의 할머니는 가난한 어린 시절을 보내셨다. 도박에 빠진 남편을 대신해 돈을 벌어야 했다. 눈이 오나 비가 오나 돈을 버셨다. 그렇게 자궁이 빠질 정도로 힘든 시절을 보냈다. 그래서인지 할머니는 돈에 대한 집착이 강했다. 그러자 치매 증상도 돈과 관련된 증상으로 나타났다. 이렇게 인간은 누구나 살아온 삶이 각기 다르다. 그래서 치매 환자를 돌보는 이는 환자의 살아온 역사를 이해하는 것이 필요하다. 과거의 직업, 가족, 좋아하는 음식 등 환자를 먼저 파악하자. 아는 분의 아버지는 60대에 치매를 진단받으셨다. 그분은 유독 밤만 되면 배회 현상이 나타난다고 했다. 나가야 한다며 아파트 곳곳을 돌아다닌다고 했다. 아버지는 전직 경비원이셨다고 한다. 치매가 진행될지라도 근무하던 경험이 치매 행동 증상에 그대로 묻어난 것이다.

둘째, 치매에 대해 정확히 이해하자.

보건복지부에서 환자와 가족에게 큰 고통을 주는 질환을 조사한 적이 있다. 응답자의 절반 이상인 54.8%가 치매를 꼽았다. 대부분 암보다 치매가 환자와 가족에게 더 큰 고통을 준다고 여기는 것이다. 말로만 듣던 치매 증상이 하나씩 나타나며 가족을 힘들게 한다. 그러나 미래에 대한 두려움보다 치매를 아는 것이 더 중요하다.

치매에 대해 정확히 이해하지 못하는 상황에서 치매 환자를 돌보다 보면 오해가 생긴다. 치매에 대해 알고 있다면 치매 환자의 행동이 이해가 되고 그에 맞게 대처할 수 있다. 할머니는 이사 이후 불안감과 배회 증상이 나타났다. 집을 이전의 집과 비슷하게 배치를 바꾸자 증상이 눈에 띄게 줄었다. 치매는 다른 신체 질환보다 장기적인 돌봄이 필요하다. 기나긴 치매 돌봄을 위해 미리 알고 대비하는 것이 필요하다.

셋째, 치매는 '병'이라는 사실을 기억하자.

할머니는 치매 증상이 심해져서 바닥에 침을 뱉고 물을 뱉었다. 힘이 센 내가 매달려도 할머니를 감당할 수가 없었다. 그래서 나는 주저앉아 울었다. 그러자 할머니도 따라 우신다. 할머니는 뜻대로 하지 못해서, 나는 할머니와 함께 살고 싶은데 할머니를 시설로 보내야 할까 두려워서 울었다. 치매 환자는 치매라는 병에 걸렸다. 치매 환자를 돌보며 갑작스러운 감정 변화로 인해 매우 힘들 것이다. 의사소통이 안 되거나 치매 환자에게 맞을 때도 있다. 그러나 병 때문이지 의도가 있는 것이 아니다. 그러나 돌보는 이도 사람인지라 화가 나고 힘이 든다. 하지만 그럴 때는 '치매 환자'를 바라보지 말고 '치매'를 바라봐야 한다.

치매 환자를 돌보며 내 맘 같지 않은 상황을 마주하게 된다. 많이 힘들고 지칠 것이다. 나 역시 그랬다. 치매 환자를 위해 노력하는데도 치매 증상은 멈추지 않고 진행된다. 그러나 비록 그런 상황이라도 좌절하지 말고 앞의 세 가지 자세를 기억하기를 바란다. 머리로만 이해하고, 눈으로 읽기만 하면 안 된다. 더 나아가 자신이 치매 환자를 돌보는 이유와 마음가짐을 마음속에 새기기를 바란다.

22. 치매 환자를 돌보며 갑자기 감정이 격해질 때는 어떻게 해야 할까요?

치매 환자를 돌보며 감정이 격해지는 이유는 대개 이전의 모습과 비교하기 때문입니다. '왜 이런 것도 못 하시지?'라는 생각에 짜증나거나 화가 나기도 합니다. 때로는 치매 환자의 말도 안 되는 행동에 화가 나기도 할 것입니다. 그러나 치매로 인한 행동입니다. 이제라도 이전의 모습을 떠올리는 것이 아닌 '현재'의 상황을 받아들이는 자세를 가져야 합니다.

07

마음이 행복해야 돌봄도 행복하다

치매 환자를 돌보는 것이 행복하다고 말하는 것이 가능할까? 대다수가 불가능하다고 말할 것이다. 주위에 치매 환자를 돌보며 행복하다고 말하는 사람이 거의 없기 때문이다. 치매 환자를 돌보며 행복한 감정을 갖기 위해서는 돌보는 이가 행복해야 하는데 현실은 그렇지 못하기 때문이다.

나는 가끔 '치매 돌봄에 끝이 있을까?' 하는 생각을 하기도 했다. 그래서 '긴 병에 효자 없다.'라는 말도 생겨 났을 것이다. 그만큼 치매 돌봄이란 고되다. 치매 환자를 돌보다가 돌보는 이가 병에 걸리는 일도 수없이 많다. 또한, 돌봄이 언제 끝날지 모른다는 두려움과 어려움에 우울증에 걸리는 돌봄자도 있다. '정말 긴 병에 효녀, 효자가 없을까? 정말 치매 돌봄을 행복하게 할 수는 없을까?'라는 의문이 생겼다. 사실 내게도 적용되는 말일까 두려웠다.

할머니를 사랑하는 마음만 있으면 다 해낼 수 있다고 생각했다. 그리고 할머니를 혼자서도 잘 돌볼 수 있으리라 생각했다. 그러나 치매는 내 마음과 달리 멈추지 않았다. 내 생각과 달리 정신행동 증상까지 진행되었다. 그러자 가족 중에서 제일 시간이 많아서 시작했던 돌봄이 억울하게 느껴지기 시작했다. 그러면서도 '내가 최대한 노력하고 희생하면 되는 거야.'라는 생각을 가졌다. 그런데 자신이 불행해진다는 것을 그때는 미처 알지 못했다.

2020년 갑자기 코로나19가 확산하기 시작할 때의 일이다. 처음에는 코로나19의 여파를 느끼지 못했다. 그런데 한참 강의를 해야 할 시즌인 3월에 모든 강의가 취소되었다. 4월, 5월에는 괜찮아질 줄 알았다. 그런데 강의를 진행하는 곳보다 취소되는 강의가 더 많았다. 그러자 독박 돌봄, 독박 간병이 시작되었다.

내가 집에 있는 시간이 많아지자 가족이 할머니를 돌보는 일에서 한 발짝 멀어졌다. 이 또한 처음에는 크게 느껴지지 않았다. 나는 '집안일을 하면서 할머니를 돌보는 일도 해낼 수 있지.'라는 마음이었다. 그러나 치매 할머니를 돌보며 집안일까지 해내는 일은 슈퍼우먼이어도 힘든 일이었다. 시간이 많아졌으니 공부도 하고 할머니도 돌봐야겠다는 계획을 세웠다. 그러나 그 계획을 실행하기는커녕 온종일 할머니에게, 집안일에 치였다. 왜 이렇게 밥 먹는 시간은 빨리 다가오는지. 왜 이렇게 대소변을 많이 보시는지. 이전에는 대변을 보셨다는 것만으로도 감사했던 일상이 부담으로 다가왔다. 식사를 챙기고 기저귀를 갈고 집안일을 하니 하루가 지나갔다.

일부러 약속이라도 잡아서 집 밖으로 나가고 싶었다. 그러나 혹시나 내가 코로나19에 걸리면 할머니에게는 큰일이었다. 그래서 이러지도 저러지도 못하고 계속 독박 돌봄을 하게 됐다. 하루는 가족들에게 "아무리 내가 집에 있어도 집안일이라도 도와줘야 하는 거 아냐?"라고 말했다. 그런데 돌아오는 대답은 "바쁜 걸 어떻게 해. 네가 시간이 많잖아."였다. 맞는 말이다. 그러나 나 혼자 희생한다는 생각이 들었다. 그러자 할머니를 사랑하는 마음보다 억울한 마음이 더 커졌다.

치매 환자를 돌보는 이가 '희생한다.'라는 생각을 가지면 간병하는 사람도 치매 환자도 모두 불행해진다. 치매 환자를 돌보는 사람은 정신적으로도 육체적으로도 너무나 지쳐 있다. 치매 환자의 치매 진행 단계에 따라 다르겠지만 치매 환자를 돌보는 것만으로도 너무나 힘든 일이다. 그런데 가족들에게 고맙다는 말 한마디를 듣지 못했을 때는 말로 표현할 수 없는 감정이 솟구쳤다. 오죽하면 내가 할머니의 식사를 챙기고 있을 때 TV를 보고 있는 가족이 꼴 보기가 싫을 정도였다. 내가 할머니의 기저귀를 가는 동안 코를 막고 있는 가족에게 기저귀를 들이밀고 싶었다. 평소와 달리 너무나도 이상한 화가 솟구쳤다.

치매 환자를 돌보는 사람에게 행복한 돌봄, 즐거운 돌봄이 있을까? 실제로 치매 환자를 돌보는 상황에 놓이면 행복한 돌봄이라는 것은 있을 수 없다. 그러나 나는 치매 환자를 돌보는 이의 마음이 행복해야 돌봄도 행복하다고 생각한다. 그러니 행복하려고 노력하기를 바란다. 치매 환자를 돌보는 이의 마음이 곧 돌봄으로 이어지고 그 돌봄에 따라 치매 환자의 행동도 달라지기 때문이다. 참 이상하지 않은가! 그러나 이는 사실이다.

먼저 치매 환자를 돌보며 인간관계를 포기하는 것은 금물이다. 나는 할머니를 돌봐야 한다는 이유로 많은 인간관계를 끊어냈다. 아니 끊어졌다는 표현이 맞겠다. 그러나 언제까지 해야 할지 모르는 치매 환자의 돌봄을 혼자서 감당할 수는 없다. 그래서 혼자서 하는 돌봄이 아니라 가족의 도움을, 정부의 지원을 받아야 한다. 함께하는 돌봄이 필요하다는 것이다. 그래야 돌보는 이의 마음을 지킬 수 있다. 사람은 인간관계 속에서 많은 것을 얻는다. 위로받기도 한다. 더불어 추억을 떠올리며 잠깐 돌봄을 잊기도 하지 않는가.

나는 할머니를 돌보는 몇 년간 여러 번의 파업 끝에 처음으로 휴가를 받았다. 사실 휴가라는 말보다 잠깐의 시간을 받은 것이다. 잠깐의 시간일지라도 이 시간은 내게 할머니를 잘 돌볼 수 있는 원동력이 되었다. 주말 하루 동안에 가족에게 할머니를 부탁하고 춘천으로 보고 싶었던 지인을 만나러 갔다. 울고 웃으며 할머니에 관해 이야기했다. 가족에게 하지 못했던 이야기를 하며 위로받았다. 그러고 할머니를 돌보기 위해 다시 집으로 달려갔다.

자신이 인간관계를 포기한다면 누구도 챙겨줄 수 없다. '누군가를 만날 여유도 없다.', '나를 대신할 사람이 없다.'라는 상황이 있을 수도 있다. 그렇다면 자신만을 위한 시간이라도 갖기를 바란다. 치매 환자가 잠을 자는 동안 커피 한잔을 하는 여유처럼 말이다. 창문을 열고 밖을 바라보는 여유라도 의식적으로 갖기를 바란다. 치매 환자가 잠을 자는 동안 집안일을 하는 것이 아니라 자신을 위해 써라. 그래야 다시 치매 환자를 돌볼 수 있는 에너지를 만들 수 있다.

휴가에 다녀온 나는 내가 '서비스 마인드 교육'을 할 때의 모습을 떠올렸다. 나는 "내가 행복해야 고객도 행복하다."라는 주제로 강의를 하고 있다. 이는 어떤 생각을 하느냐, 어떤 마음을 먹느냐에 따라 서비스의 질도 달라진다는 뜻이다. 이를 치매 할머니를 돌보는 일에 적용해보기로 마음먹었다. 쉬운 일은 아니었다. 이렇게 힘든데 행복한 돌봄이라는 것이 가능한가에 대해 매일 의심했다. 그동안 할머니를 돌보며 좋았던 점, 감사한 점을 찾으려고 노력하지 않았던 것 같다. 그래서 나는 할머니의 주돌봄자가 되어 감사한 점, 좋았던 점을 찾기 시작했다. 더불어 치매 할머니를 돌보며 행복했던 일들을 떠올려 적어보았다. 차츰 더듬어보니 내게 생각보다 좋은 점과 행복한 일이 많았다. 그러자 그동안 잊고 있었던 감정이 느껴졌다.

할머니를 돌보기로 마음먹었을 때의 일이 생각났다. 그때는 할머니가 집에 다시 오신 것만으로도 참 감사했다. 그런데 시간이 지나며 내가 치매에 지쳐버렸다. 그러자 할머니에게 자꾸만 마음과 다른 말이 나갔다. 마음과는 다른 행동이 나갔다. 그럴수록 할머니는 더욱 공격적으로 변했다. 머지않아 나는 가족에게, 할머니에게 내 감정을 쏟아냈다. 치매인 할머니가 내 마음을 알아주지 않는다며 서운해했다. 할머니가 나의 고마움을 모른다고 생각했다.

치매 환자를 돌보며 행복한 기억, 즐거운 기억, 좋은 점이 있을까? 분명 있다. 나는 가족에게 말하지 못했던 고민을 할머니에게 하며 위로받았다. 또한 할머니와 여행을 가며 수없이 많이 웃기도 했다. 더불어 할머니를 돌봤던 경험으로 노인 전문 강사로 활동하게 되었다. 왜 이렇게 즐겁고 행복했던 기억을 떠올리지 못했을까? 할머니를 돌보며 어떤 생각을 하느냐, 어떤 마음을 먹느냐에 따라 나의 행복의 질이 달라지기 시작했다. 치매 환자를 돌보며 돌보는 이가 '그래도 행복한 일들이 있잖아.' 하고 생각할 수 있다면 좋겠다. '그래도 감사한 일들이 있었네.' 하고 생각한다면 더할 나위 없이 감사할 것 같다. 그래야 이 긴 싸움을 버텨낼 수 있다. 치매 환자를 돌보는 것이 얼마나 힘든 일인지 잘 알고 있다. 얼마나 몸이 고된 일인지 잘 알고 있다. 젊은 나 역시 허리 디스크와 참을 수 없는 손목 통증에 놀랐던 적이 한두 번이 아니다. 중요한 것은 치매 환자와 돌보는 이가 웃으며 지낼 수 있는지 여부다.

'자신'을 돌보지 않으면 치매 환자도 불행해진다. 돌보는 이의 마음이 곧 치매 환자의 마음이기 때문이다. 그러니 내가 행복해야 치매 환자도 행복하다는 것을 꼭 기억하기를 바란다. '힘든 돌봄 속에서 행복이 있긴 있는가?'라는 의문에도 행복은 있다. 행복한 돌봄이란 나의 마음에서부터 나온다. 그렇다면 '긴 병에 효자 없다.'라는 말은 꼭 그렇지 않다. 돌보는 이가 행복하다면 긴 병에도 효자 있다.

23. 치매 환자가 오전에는 괜찮다가 저녁만 되면 불안해합니다.

치매 환자가 오전에는 괜찮았다가 오후에 상태가 나빠지는 것을 석양 증후군이라고 합니다. 이럴 때 치매 환자가 소리를 지르거나 고집을 부리는 행동이 나타나기도 합니다. 그때 행동을 제지하려 한다면 상황이 더 악화될 수 있습니다. 그러니 오전에 활발하게 움직일 수 있도록 해주세요. 그리고 불안해하지 않도록 보호자가 함께 옆에 있어주거나 산책하는 것도 좋습니다.

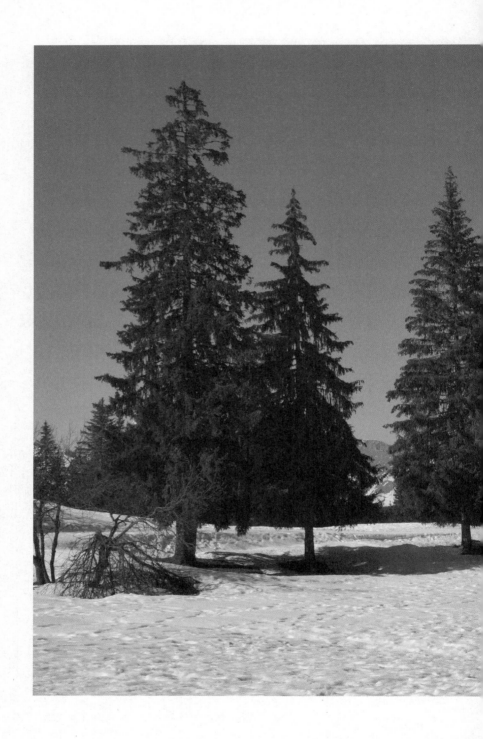

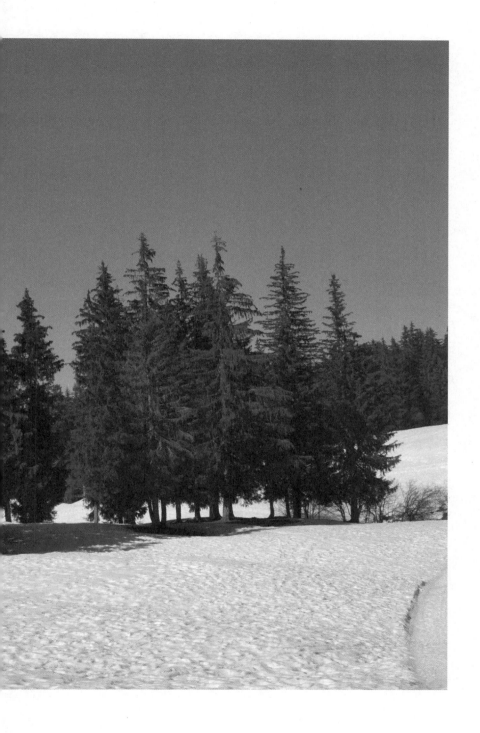

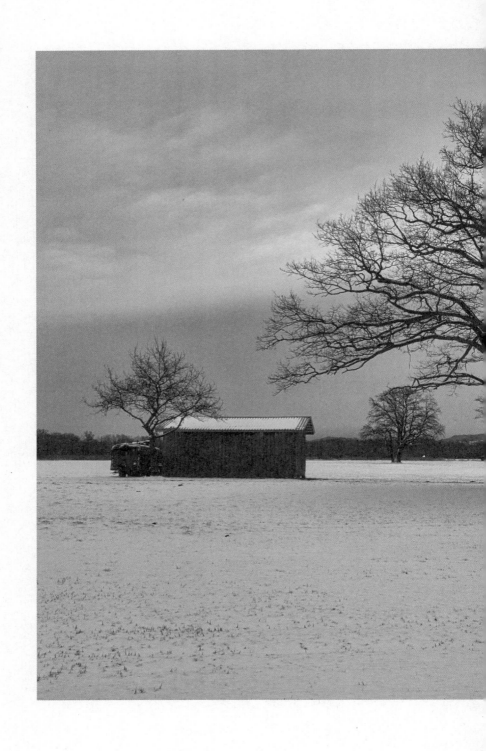

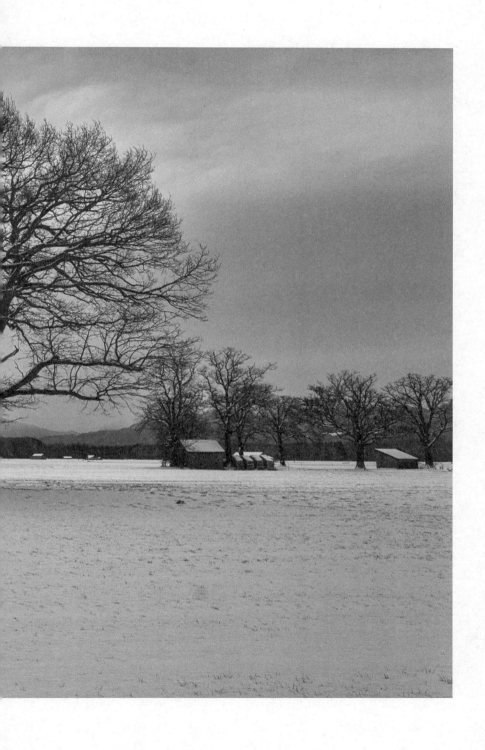

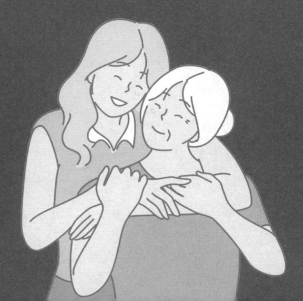

5장

치매 가족을
안고 살아가는
당신에게

01

치매 가족을 안고 살아가는 당신에게

아이가 아프면 엄마는 '죄책감'에서 벗어나지 못한다고 한다. 아이가 아프거나 아이에게 무슨 일이 생겼을 때 엄마는 아이를 잘 돌보지 못한 자신을 탓한다. 도대체 이유가 무엇일까? 모성애 때문일까? 이유를 정확히 알 수 없지만 하나는 알 것 같았다. 돌봄을 하는 사람에게는 '책임감'과 '죄책감'이 함께 따라온다는 것을.

치매 환자를 돌본다는 것은 끝이 보이지 않는 터널을 걸어가는 것과 같다. 치매 환자를 돌보는 평균 간병 시간은 9시간이라고 한다. 그런데 치매가 점점 심해질수록 시간은 더 늘어만 간다. 치매 환자를 돌보는 사람을 힘들게 하는 두 가지 마음이 있다. 치매 환자를 잘 돌봐야 한다는 책임감과 죄책감이다. 이 마음은 돌보는 사람을 삼켜버린다. 책임감은 시간이 지나 죄책감으로 바뀌었다. 그리고 죄책감은 슬픔으로 바뀌었다.

할머니의 치매를 지켜보면서 보호자로서 감당해야 할 고통이 얼마나 극심한지 뼈저리게 실감했다. 특히나 할머니를 돌보는 동안 슬픔과 죄책감이 내 마음속에 똬리를 틀었다. 똬리는 쉽게 풀리지 않았다. 자꾸만 자꾸만 나를 괴롭혔다. 아이가 아프면 엄마가 '죄책감'에서 벗어나지 못하듯이 나 역시 그러했다. 나는 할머니의 치매를 늦게 알았다는 죄책감을 느끼고 있었다. 그러다 보니 이제라도 할머니를 잘 돌봐야 한다는 책임감이 있었다. 그래서인지 할머니에게 무슨 일이 생겼을 때 나를 탓했다. 할머니가 아플 때면 잘 돌보지 못했다는 사실에 괴로웠다. 모든 것이 내 탓인 것 같았다.

내가 조금만 더 일찍 알아챘더라면, 칼을 드는 할머니를 미워하는 것이 아니라 조금만 더 신경 썼더라면. 그러다 보니 다시 집에 오신 할머니를 물심양면 챙겼다. 그리고 못다 한 효를 다 하려고 했다. 그런데 이것이 내게 부담으로 다가왔다. 할머니의 정신행동 증상으로 밤에 잠을 잘 수 없었다. 병원에 가서 상담하니 내게 할머니의 수면제를 처방해준다고 했다. 증상이 심할 때 약을 드시게 하면 된다고 했다. 다만 약을 드시고 하루 정도는 계속 잠만 자거나 힘이 없을 수도 있다고 했다. 할머니의 치매에 너무나 지쳤던 나는 약을 받아왔다. 할머니의 치매 증상이 또 시작되었다. 그러자 나는 찬장에 있는 약을 손에 쥐었다가 놓기를 반복했다.

결국 받아온 수면제를 모두 버렸다. 마치 내가 편하려고 이 약을 할머니에게 먹이는 것처럼 느껴졌기 때문이다. 그 누구도 내게 뭐라고 하지 않았다. 그 누구도 내게 손가락질하지 않았다. 하지만 괜스레 편하고 싶었던 내 마음이 부끄러웠다. 그리고 할머니에게 미안했다.

할머니의 치매가 진행되면서 잘못한 사람은 없는데 점점 미안한 사람들만 생겨났다. 할머니가 갑자기 밥상을 엎거나 내게 침을 뱉었다. 순간 화가 나서 할머니의 머리를 쥐어박았다. 그러고는 할머니의 행동에 순간의 감정으로 화를 내고 미안해했다. 할머니는 자신의 몸을 씻기고 힘들어하는 내게 미안해하셨다. 서로가 서로에게 미안해했다. 그리고 그 미안함은 죄책감으로 죄책감은 슬픔으로 내 마음에 생채기를 냈다.

내게는 치매 환자를 돌보는 것도, 아픈 할머니를 돌보는 것도 처음이었다. 역시나 할머니도 치매에 걸린 것이 처음이다. 걷지 못하는 몸도 처음이었다. 이렇게 모든 것이 처음이라 힘든 것인데. 그러는 와중에도 할머니는 돌봄이 서툰 내게 감사해하셨다. 할머니의 머리를 쥐어박은 나인데도 말이다. 식사를 챙겨 드렸을 때, 새로운 옷으로 갈아입혀 드렸을 때 할머니는 내게 "고맙습니다."라고 말해주셨다.

치매에 서툰 것은 어찌 보면 당연하다. 그렇다고 순간의 감정을 표출한 것을 잘했다고 생각하지 않는다. 하지만 같은 잘못을 되풀이하지 않으면 되는 것이었다. 치매에 대해 잘 몰라서, 미처 알지 못하다면 알려고 노력하면 되는 것이었다. 그런데 죄책감과 슬픔에 빠져만 있었는지… 그러니 너무 자신을 탓하지 않기를 바란다. 누구에게나 치매는 처음이고 누구에게나 어렵다. 그러니 자신을 위해, 치매 환자를 위해 툭툭 털고 다시 시작하기를 바란다.

할머니의 치매가 중기를 넘어서고 말기로 다다르며 할머니의 미운 행동은 거의 없어졌다. 그러면 조금 편해질 줄 알았다. 그러나 더욱 세심한 신경을 써야 했다. 평소와 똑같이 지냈는데도 갑자기 열이 나기도 했다. 어디가 아픈지, 어디가 불편한지 말씀을 못 하셨다. 그러자 나는 할머니가 아프실까 전전긍긍했다. 할머니께서 아프시면 마음 아프고 힘든 것만이 다가 아니었다. 겨우겨우 붙잡고 있던 내 일도 놓칠까 봐 전전긍긍했다. 지친 마음에 할머니에게 울면서 말했던 것이 있다. 이 말은 가족에게도 털어놓지 못한 말이다.

나는 "할머니, 내가 올해까지는 정말 열심히 할게요. 그런데 내년에는 내가 열심히 할 수 있을지 잘 모르겠어. 나 조금 많이 지친 것 같아."라고 할머니에게 말했다. 그리고 할머니의 다리를 붙잡고 하염없이 울었다. 할머니는 내가 이렇게 말한 지 한 달 만에 돌아가셨다. 내가 이 말을 하지 않았더라면. 내가 조금만 더 버텼다면. 내가 할머니에게 했던 말 때문에 돌아가신 것 같았다. 그래서 나는 밤마다 숨죽여 울며 괴로워했다. 그런데도 가족들에게 털어놓지 못했다. 분명 가족들이 "네 탓이야."라고 말하지 않을 것을 안다. 하지만 두려웠다. 정말 내 탓일까 봐.

치매 환자를 돌보기로 굳게 결심하더라도 여러 난관에 부딪히게 된다. 치매 환자를 돌보는 일은 하나부터 열까지 쉬운 것이 없다. 치매는 모두에게 처음이니까. 그런데 내 탓이라고 생각하다 보면 죄책감이 꼬리에 꼬리를 문다. 치매 환자를 돌보는 일은 아무나 할 수 없는 일이다.

그러니 당신의 탓이 아니다. 그리고 치매 환자를 위해 결심해주셔서 정말 감사하다. 그러니 꼭 기억해주기를 바란다. 당신이 지금 하는 일은 아무나 할 수 없는 일이라는 것을.

치매 할머니를 위해 내가 할 수 있는 일이 많지 않았다. 그저 사랑한다는 말을 자주 하는 것, 할머니와 하루에도 수십 번 뽀뽀하는 것, 더 행복하게 웃으려 했던 것이 내가 할 수 있는 최선이었다. 나는 이렇게 할머니를 모셨다. 그런데 그러다가도 어차피 잊어버릴 기억인데 무슨 소용이 있겠냐는 생각을 하기도 했다. 그런데 이것은 잘못된 생각이었다.

할머니께서 돌아가시기 이틀 전의 일이다. 나는 할머니를 언니에게 부탁하고 일을 하러 갔다. 그동안 여러 가족이 할머니를 보러 오셨다. 집으로 오는 길에 이모를 엘리베이터에서 마주쳤다. 나를 기다리고 계셨다. 이모는 내게 할머니의 목소리라도 한 번 듣고 싶어서 기다렸다고 하셨다.

할머니는 돌아가시기 일주일 전부터 말을 전혀 하지 않으셨다. 그런데 그 와중에 내게는 미소를 보여주셨다. 그리고 사랑한다는 내 말에 사랑한다고 대답해주셨다. 할머니의 이런 모습에 엄마도 언니도 섭섭함이 가득 있었다. 할머니의 행동은 내가 더 잘해서도 가족들이 못해서도 아니다. 함께한 시간이 길었기 때문이라고 생각한다.

나는 어렸을 때부터 할머니가 나를 가장 미워한다고 생각했다. 언니만 좋아한다고 서러워했던 적도 있다. 차츰 더듬어보니 그동안 할머니와 정말 많은 시간을 보냈다. 그제야 함께 웃으려 했던 것이 가장 좋은 돌봄이라는 것을 알게 되었다. 어쩌면 그 누구보다 내가 할머니에게 가장 사랑을 많이 받은 것이 아닐까?

시멘트 바닥에서도 꽃이 피듯. 치매 돌봄 속에서도 행복과 사랑이 있다는 것을 알려주고 싶다. 행복하려고 하면 기적 같은 일이 찾아온다. 치매는 누구나 걸릴 수 있지만 아무나 감당할 수 있는 병이 아니다. 치매 환자를 돌보는 일은 아무나 하기 힘든 일이라는 말이다. 그래서 진심으로 존경한다는 말을 전하고 싶다. 치매 가족을 안고 살아가는 당신에게.

02

아무도 괜찮냐고 묻지 않았다

'치매 환자를 돌보는 일과 아이를 돌보는 일의 차이점은 뭘까?'

둘의 차이는 첫째, 마음의 준비를 할 수 없다는 것이다. 아이를 돌보는 일은 아이가 태어나기 전까지 10개월이라는 준비 기간이 있다. 하지만 치매 환자를 돌보는 일은 마음의 준비를 하지 못한 채 다가온다. 둘째, 시간이다. 아이는 자라면서 돌봄의 시간이 줄어든다. 하지만 치매 환자를 돌보는 일은 시간이 지날수록 더 많은 시간을 함께해야 한다. 마지막 셋째는 바로 축하이다. 치매 환자를 돌보는 사람에게 축하해주는 경우가 없다. 그러나 아이가 태어나면 주변에서 축하를 받는다. 오히려 나 같은 경우에는 자신의 아들과 결혼해달라는 말을 들었다. 본인이 아프면 내가 자신을 할머니처럼 돌봐줄 거라는 말과 함께 말이다.

할머니는 90세가 되자 병원에 자주 입원하셨다. 갑자기 응급실에 실려 가는 경우도 많았다. 언제나 병원에 가는 것도 병실을 지키는 것도 내가 하게 되었다. 그런데 병원에 가면 익숙하지 않은 것들이 참 많다. 그중에 나를 가장 힘들게 했던 것은 최악의 상황에 대해 듣는 것이었다. 언젠가 할머니께서 주무시고 나면 입술에 거뭇한 것이 묻어 있었다. 이불에도 거뭇한 것들이 묻어 있었다. 처음에는 가래를 뱉으셔서 그런 줄로만 알았다. 할머니에게 열이 나는 것도 아니었기 때문이다. 그런데 할머니가 침을 뱉으시는데 피가 섞여 나왔다. 거뭇한 것들이 피였다. 너무 놀란 나는 바로 119에 전화를 했다.

피가래의 원인은 흡인성 폐렴이었다. 흡인성 폐렴이란 음식물을 삼키는 능력이나 식도 운동의 장애가 생겨 그로 인해 이물질이 기도로 흡입되면서 폐에 염증을 일으키는 질환을 말한다. 이는 밥을 먹을 때 기침을 하거나 음식을 물고 있다가 넘어가기도 한다. 특히 중증, 말기 치매 환자에게 많이 발생한다.

그 당시에 할머니께서 자주 기침을 하셨다. 그런데 나는 밥을 먹기 싫어서 일부러 그러신다고 생각했었다. 내가 뭔가를 놓친 것이다. 할머니는 1년 만에 다시 입원하게 되었다. 그런데 의사와 간호사의 표정이 좋지 않았다. 담당 의사는 내게 흡인성 폐렴은 고령자에게 굉장히 위험한 것이라 했다. 사망할 수도 있다고 했다. 고령자는 쌀 한 톨로도 사망하기도 한다며 당장 콧줄을 껴야 한다고 말했다. 그러면서 연명치료를 할 것인지를 물었다.

어느 순간 병원에서 사망과 관련된 이야기를 듣기 시작했다. 의사는 항상 최악의 상황을 이야기했다. 이럴 때면 매 순간 낭떠러지 앞에 서 있는 느낌이었다. 그런데 나는 보호자로서 결정해야 했다. 콧줄을 낄 것인가 안 낄 것인가? 나 혼자서 결정할 수 있는 문제가 아니었다. 그래서 엄마에게 바로 전화를 했다. 고령자이자 치매 환자에게 콧줄을 낀다는 것은 쉽게 결정할 문제가 아니었다. 살아계시는 동안 콧줄을 뺄 수 없을 수도 있기 때문이다. 결국 콧줄을 끼지 않기로 했다. 나는 담당 의사에게 콧줄을 끼지 않겠다고 말했다. 의사는 내게 "그러다 식사를 못 하셔서 돌아가실 수도 있어요."라며 으름장을 놓았다. 나는 덤덤한 척했다. 괜찮은 척을 했다. 하지만 이 결정으로 할머니가 돌아가실까 두려웠다.

다행히도 할머니는 보름 만에 퇴원하셨다. 식사를 꼬박 일주일이나 하지 못하셨다. 원래도 살이 없으셨는데 살이 더 빠지셨다. 그래도 하느님, 부처님, 산신령님에게 감사 인사를 했다. 할머니는 삼킴 장애 2단계 진단을 받았다. 그래서 물을 드릴 때도 조심해야 했다. 물을 마시다가도 사망할 수 있다고 한다. 갑자기 이전에 봤던 뉴스가 생각났다. 한 어머니가 며느리에게 시원한 물이 먹고 싶다고 했다. 며느리는 시원한 물을 간절하게 원하시는 어머님의 모습에 물을 건넸다. 어머니는 시원한 물을 벌컥벌컥 드셨다. 그러고는 몇 분 뒤에 사망하셨다고 한다. 물 한잔을 마셨다고 사망했다는 것이 도통 이해할 수 없었다. 그런데 흡인성 폐렴이란 이렇게나 무서운 것이었다. 그제야 알게 되었다.

병원에서 퇴원한 뒤 할머니의 식사를 챙길 때면 더욱 신경을 써야 했다. 그래서 할머니의 식단을 완전히 바꿨다. 곱게 간 죽과 건더기가 없는 걸쭉한 국물을 준비했다. 그런데도 할머니는 종종 기침하셨다. 때로는 죽을 입에 물고만 계시기도 했다. 입 안에 음식이 있다는 것을 까먹으신 것 같았다. 속이 타들어가는 것 같았다. 하지만 다시 병원에 입원하지 않도록 부단히 노력해야 했다. 다시 입원하시면 그때는 정말 돌아가실 것 같았기 때문이다.

치매 환자를 돌보는 사람의 곁에는 죽음이 항상 가까이에 있다. 어제까지도 함께 웃으며 지냈던 분의 죽음을 목격하기도 한다. 어제까지도 괜찮았는데 갑자기 사경을 헤매는 모습을 보기도 한다. 그 모습을 바라보는 이들의 마음이 어떠하겠는가! 그런데 아무도 괜찮냐고 묻지 않는다. 돌봄이란 참 이상하다. 돌보는 사람은 '슈퍼우먼', '슈퍼맨'이 되어야 하는가 보다.

'티끌도 모이면 태산이 된다.'라는 말이 있다. 티끌이라고 하면 정말 사소한 것처럼 보인다. 하지만 처음부터 태산인 것은 없다. 티끌이 모이고 모여 태산이 되는 것이다. 이렇게 내게 돌봄이란 티끌이 모이고 모여 큰 태산이 되었다. 할머니를 돌보는 일은 하나하나 놓고 보면 별것 아닌 것처럼 느껴졌다. 그러나 티끌이라고 생각했던 것들이 계속 쌓여만 갔다.

"집안일 하는 것이 뭐 그렇게 힘들다고? 누구나 그렇게 다 힘들어."라고 말하면 나도 할 말이 없다. 하지만 할머니에게 밥을 차려드리는 것, 기저귀를 갈아드리는 것, 몸을 씻겨 드리는 것이 모이고 모여 내게 태산처럼 다가왔다. 그렇다고 집안일을 놓을 수는 없었다. 더군다나 내 일을 포기하고 싶지는 않았다. 할머니를 돌보는 동안 더욱 악착같이 내 일을 붙잡으려 했다. 하지만 컵에 물이 가득 차면 물이 흘러넘치듯이 나의 스트레스가 밖으로 흘러넘쳤다.

내 삶이 버겁고 힘들었다. 할머니를 잘 돌보다가도 할머니에게 화를 냈다. 화를 내다가도 할머니께 죄송해서 사과하며 울었다. 종일 집안일에 치이고 식사를 하지 않겠다고 고집부리는 할머니와 씨름했다. 목욕하지 않겠다며 나를 때리는 할머니를 잡아가며 목욕을 해야 했다. '강사'로서 성공하고 싶은 내 꿈을 잠시 멈춰야 했다. 그러다 보니 종일 터져 나오려는 눈물을 삼켜야 했다. 내가 이렇게 글을 쓰고 있는 이 순간에도 누군가는 눈물을 삼키고 있을 것이다. 치매 환자의 대소변을 받아내고 밥을 떠먹이고 있을 것이다. 치매 환자의 욕창을 막으려 체위를 바꾸는 일을 매일 반복하고 있을 것이다. 도망가고 싶었다. 숨어버리고 싶었다. 모른 체하고 싶었다. 언젠가 할머니가 대변을 보셨다. 그런데 모른 체하고 가족들이 집에 왔을 때 처리하게 하고 싶었다. 그러나 내가 모른 체하는 순간 습진이 생길 수도 요로 감염이 올 수도 있었다. 그럴 때면 차라리 내가 없어졌으면 좋겠다 싶은 생각조차 들었다.

돌봄에는 외로움과 죄책감이 따른다. 더불어 두려움도 따른다. 치매 환자를 돌보는 사람은 오롯이 외로움, 죄책감, 두려움을 견뎌내고 있다. 그런데 아무도 돌보는 이들에게 괜찮냐고 묻지 않는다. "어르신은 어떠셔? 할머니는 괜찮으셔? 아버지는 어떠셔?"라고 물을 뿐이다. 이 책을 읽고 있는 당신은 괜찮은가? 당신의 마음은 어떤가? 묻고 싶다. 두렵고 힘들고 지쳤을 것이다. 내가 당신의 마음을 어루만져주고 싶다. 정말 힘들 때면 내게 연락하기를 바란다.

24. 데이케어센터를 이용하는 것도 도움이 될까요?

데이케어센터에서는 다양한 인지기능 유지를 위한 프로그램이 제공되고 있습니다. 그래서 활동을 통해 즐거움과 인지기능을 유지할 수 있다는 장점이 있습니다. 더불어 보호자에게도 잠깐의 시간을 가질 수 있게 해줍니다. 그러나 치매 환자가 센터 이용을 거부할 경우 서서히 적응하도록 하는 것이 중요합니다. 억지로 센터를 이용하게 한다면 치매 증상이 심해지거나 할 수 있습니다. 그러니 여유를 갖고 적응할 수 있도록 도와주세요.

완벽한 보호자는 없다

세상에 완벽한 사람이 있을까? 세상에 완벽한 사람은 없다. 다만 완벽해지려고 노력하는 사람이 있을 뿐이다. 나는 할머니와 함께하는 동안 완벽한 보호자가 되고 싶었다. 돌봄과 일 모두를 잘 해내는 사람이 되고 싶었다. 그러나 나는 완벽한 보호자가 아니었다.

2017년 여름, 이사 준비가 한창이었다. 15년 동안 살던 곳을 떠나는 것이었다. 아쉬움보다 걱정이 한발 앞섰다. 할머니께서 잘 적응하실 수 있을까? 할머니의 주병원이 될 곳의 의사 선생님은 어떠실까? 걱정하면서도 엄마와 언니의 일을 위해 이사를 선택했다. 다행히 새로 구한 집은 문

턱이 없었다. 그리고 이전 집보다 작았다. 손으로 바닥을 밀며 움직이시는 할머니에게 최적의 집이었다. 아니, 최적의 집이라 착각했다.

할머니는 대부분의 일상생활을 혼자 하실 수 있었다. 덕분에 돌봄은 수월했다. 식사를 챙겨드리면 혼자서 숟가락, 젓가락을 이용해 드셨다. 치매임에도 워낙 깔끔하셨던 성격이 그대로 이어졌다. 간이 변기를 이용해서 대소변을 보셨다. 뒤처리도 스스로 깔끔하게 하셨다. 그러고는 간이 변기를 화장실에 넣어두셨다. 나는 청소만 하면 됐다. 이사를 해도 크게 달라지지 않으리라 생각했다. 그러나 이사한 첫날부터 일이 생겼다. 할머니의 이상 행동이 시작된 것이다.

할머니가 모든 집 안을 계속 뱅글뱅글 돌며 살폈다. '익숙한 장소가 아니라서 그럴 거야. 곧 괜찮아지겠지.'라며 생각했다. 방 안에서 잠을 자던 중 이상한 소리가 들렸다. 옆을 더듬어봤다. 옆에 계셔야 할 할머니가 안 계시는 것이다. 나는 부리나케 일어났다. 그리고 거실로 달려 나갔다. 할머니는 현관문 앞에 계셨다. 할머니는 내게 "집에 가야 해. 나 집에 가야 해요."라며 애원하셨다. 나는 "할머니. 여기가 우리 집이야. 오늘 이사 왔어요."라며 말했다. 할머니는 불이 꺼진 집 안을 살피셨다. 그러고는 "그려? 여기가 우리 집이야?"라며 다시 물어보셨다. 안심하시는 것처럼 보였다. 그러나 하루에도 이러한 행동이 수십 번 반복되었다. '배회'라는 행동 증상이 나타난 것이다. 이 행동은 3개월 동안 매일 밤 나타났다. 더불어 치매 환자에게 나타나는 모든 증상이 하나씩 나타났다. 처음에는 당황스럽기만 했던 행동이 나중에야 '정신행동 증상'이라는 것을 알게 되었다. 치매 환자의 90% 정도가 정신행동 증상이 나타난다고 한다. 할머니의 경우는 환경의 변화로 나타났다. 배회와 더불어 할머니에게 반복적인 행동, 초조, 공격적인 행동이 나타났다. 완벽한 돌봄을 하고 싶다던 마음과는 달리 내 인내심에 한계가 오기 시작했다.

치매 환자를 돌보는 이가 '치매에 대해 아는 것'과 '인내심을 갖는 것'은 매우 중요하다. 치매에 대해 잘 알고 있어도 인내할 수 있는 마음이 없으면 돌봄이 어려워진다. 인내심이 있어도 치매에 대해 잘 알지 못하면 이내 지치게 된다. 나는 치매를 잘 몰랐을 뿐만 아니라 인내심도 부족했다.

나는 할머니의 행동에 화를 내며 쏘아붙였다. "정말 내게 왜 이렇게 힘들게 하는 거야. 나 진짜 힘들어서 미칠 것 같아."라며 할머니와 끝장을 보려고 했다. 돌고 도는 쳇바퀴 같았다. 그런데 참 웃기게도 할머니는 이내 '무슨 일이 있었나요?'라는 표정으로 나를 보셨다. 순한 양이 되어 나를 보시는 할머니에게 죄송했다. 나는 자신감만 넘쳤고 치매에 무지했다. '아는 만큼 보인다.'라는 말이 있다. 사람은 아는 만큼 느낄 수 있고, 느낀 만큼 볼 수 있다는 것이다. 할머니의 행동과 치매 증상을 이해하기 위해서는 먼저 '아는 것'이 필요했다. 그래서 요양보호사 자격증을 취득하기로 마음먹었다. 그렇게 치매 환자에 관해 공부하기 시작했다. 그러자 신기하게도 더는 화가 나지 않았다. 정말 아는 만큼 보였다.

할머니께서 돌아가시기 한 달 전 식은땀을 계속 흘리셨다. 워낙 식사하실 때도 땀을 흘리셨다. 우리 집은 9월에도 보일러를 가동한다. 어르신들은 감기와 폐렴에 취약하기 때문이다. 그래서 처음에는 큰 문제라고 생각하지 않았다. 그저 식은땀에 좋다는 배, 곶감, 대추, 꿀을 넣어 푹 끓인 물을 드시게 했을 뿐이다. 그렇게 3일이 지났다. 할머니는 여전히 잠을 푹 주무시지 못하고 끙끙대셨다. 나는 그때마다 일어나서 할머니의 이마에 물수건을 올려드렸다. 그리고 푹 주무실 수 있도록 등을 어루만져드렸다.

당시는 코로나19로 병원에 가기 어려운 상황이었다. 이렇게 일주일을 살폈다. 그런데 더는 지체하면 안 될 것 같았다. 그래서 나는 할머니를 차에 태우고 응급실로 달려갔다. 우리는 체온을 측정하고 잠시 밖에서 기다렸다. 드디어 간호사가 우리에게 다가왔다. 그런데 간호사는 할머니를 받아줄 수 없다고 했다. 이유를 물었다. 간호사는 "중해 보이지 않아서 받을 수 없습니다."라고 말했다. 정말 딱 저렇게 말했다. 할머니는 내 등에 업힌 채 눈을 말똥말똥 뜨고 계셨다. 간호사의 눈에는 할머니가 괜찮아 보였나 보다. 병원에 올 정도로 심각해 보이지 않는다는 말이었다. 아무리 코로나19가 문제여도 그냥 돌려보내는 것은 어느 나라 법인가?

우리는 어쩔 수 없이 집으로 돌아갔다. 그런데 신기하게도 더는 식은 땀을 흘리시지 않으셨다. 그래도 마음을 놓을 수 없었다. 그래서 할머니의 외래진료를 예약했다. 그런데 이번에도 아무런 이상이 없다고 했다. 오히려 피검사 결과가 좋다는 것이다. 나는 '할머니가 관심을 받고 싶으셨나? 밖에 나가고 싶으셨나?'라며 생각했다. 그래서 할머니와 함께하는 시간을 더 늘리려고 노력했다. 더불어 식사를 매일 새롭게 준비해드렸다. 특히 불고기와 추어탕을 드릴 때면 아주 잘 드셨다.

나는 식은땀의 신호가 할머니와의 이별을 뜻한 것을 알지 못했다. 그저 할머니에게 관심을 더 쏟으려 했다. 막연한 기대를 하고 있었기 때문이었다. 나는 할머니가 100살까지 사실 것 같았다. 나는 주무시다가 돌아가시면 호상이라는 말에 '할머니께서 주무시다가 돌아가시면 좋겠다.' 라고 생각했었다. 이것이 내 소원이었다. 저녁까지 잘 드시고 입에 미소를 머금고 말이다.

2020년 10월 12일, 언니에게 전화가 왔다. 할머니의 몸이 뜨겁다는 것이다. 체온은 36.9도라고 했다. 그런데 몸을 재보면 37.8도라고 했다. 할머니의 상태가 괜찮은 것인지 물어볼 수 있는 곳이 없어 답답했다. 할머니는 열이 나기 전 3일 정도를 식사를 거의 못 드셨다. 곡기를 끊는다는 말이 이런 것일까. 나는 집에 도착하자마자 119에 전화를 했다. '영양제라도 맞으면 괜찮아질 거야.'라는 가벼운 마음이었다. 그러나 하늘은 내 편이 아니었다.

응급실에 오니 무서운 마음이 들었다. 눈물이 마구 흘렀다. 간호사가 할머니의 상태를 확인했다. 그러고는 날카롭게 나를 불렀다. 간호사는 내게 "저 지경이 되도록 도대체 뭐하셨어요?"라 말했다. 내게 "왜 이제야 오셨어요?"라며 호되게 질책했다. 나는 어떤 대답도 할 수 없었다. 검사 결과를 기다리는 8시간이 길게만 느껴졌다. 드디어 코로나19 검사 결과가 나왔다. '음성'이었다. 드디어 할머니를 만날 수 있었다. 그렇게 안심하던 찰나 담당 의사는 "지금 당장 돌아가실 수도 있어요."라고 말했다. 나는 주무시는 할머니 옆에서 숨죽여 울었다. 할머니는 응급실에 가신 지 일주일 만에 돌아가셨다.

돌봄은 아무리 노력해도 후회는 남는다. 그러나 '왜 나는 잘 해내지 못할까?'라며 자책하게 되면 그로 인해 자신만 다칠 뿐이다. 나는 할머니가 100살까지 사실 것 같아 걱정했다. 도대체 기나긴 돌봄이 언제 끝날지 걱정했다. 그러면서도 '내가 할머니를 돌보는 동안 행복하셨을까?'라는 생각이 들었다. 아무리 노력하고 또 노력해도 결국 후회가 남는다. 후회하지 않는 삶을 살아가는 사람도 있을까? 문득 궁금해진다.

25. 치매 환자가 자꾸 성기를 만집니다. 왜 그러시는 것일까요?

치매 환자의 부적절한 성행동은 뇌의 특정 부위의 손상으로 인한 것일 수도 있습니다. 하지만 그 이외에도 배설 욕구를 느끼거나, 옷에 불편함을 느낀 경우일 수도 있습니다. 혹은 사타구니가 간지러워서일 수도 있습니다. 그러니 당황하거나 민감하게 받아들이지 말아주세요. 불편한 점이 있는지 살펴주시길 바랍니다.

04

모든 것을 혼자 짊어지려고 하면 안 된다

치매는 장기적인 돌봄이 필요한 질병이다. 치매가 진행됨에 따라 치매 환자를 위해 더 많은 시간을 쏟아야 한다. 그러다 보니 치매 환자를 돌보며 돌보는 사람에게도 다양한 문제가 생긴다.

끝이 보이지 않는 돌봄 속에서 분노, 무기력, 죄책감, 우울, 소외감, 불안감 등에 사로잡히기도 한다. 나는 할머니를 돌보는 동안 세상에 나 홀로 있는 듯한 외로움을 느꼈다. 그리고 도움을 주지 못하는 가족들의 사정을 알고 있음에도 화가 났다. 그러면서 의지할 곳이 없어 소외감에 빠지기도 했다. 더불어 치매 돌봄은 신체적으로도 매우 힘들었다.

치매 노인 실태 조사에서 치매 환자를 돌보는 사람을 조사한 결과 여성이 65.8%를 차지했다. 뒤를 이어 배우자가 31.9%, 아들, 며느리가 33.0%, 딸, 사위가 19.8%로 뒤를 이었다. 이렇게 대부분 가족이 치매 환자를 돌봤다. 정부에서 치매 환자와 가족을 위한 노력을 하고 있음에도 불구하고 치매는 여전히 너무나 두려운 존재다.

겪어보니 치매라는 병은 홀로 감당할 수 있는 병이 아니었다. 실제로 치매 환자를 돌보는 사람이 우울증에 걸릴 확률이 높다고 한다. 나부터도 그랬다. 온종일 할머니와 함께 있은 지 두세 달이 지났다. 그러다 보니 스스로 이상해지는 것을 느낄 수 있었다. 혼자만의 시간을 좋아했던 나는 갑자기 친구를 만나지 못한다며 슬퍼했다. 그리고 이를 가족들에게 이유 없이 화풀이했다. 그래서인지 강의하러 갈 때면 없던 힘도 솟아났다. 돌봄에서 잠시라도 벗어났다는 마음이었다. 그러나 집에 돌아오면 또다시 고강도의 돌봄이 나를 기다리고 있었다.

나는 할머니를 돌보는 동안 '이런 생황이 앞으로 얼마나 더 계속될까?', '잠을 제대로 잘 수가 없는데 얼마나 버틸 수 있을까?'라는 생각을 했다. 그래서 치매가 무섭고 두려웠다. 언젠가 아는 언니에게 내 고민을 털어놓았다. 그 언니는 내게 "소현아, 다른 가족에게도 할머니를 돌볼 기회를 줘야 해."라고 말했다. 그리고 이어서 내게 혼자서 모든 것을 짊어지려고 하면 안 된다고 말해주었다. 내 속을 꿰뚫어보는 것 같았다. 나는 바쁜 가족들에게 부담이 될까 봐 모든 것을 홀로 잘 해내고 싶었다. 이 말을 들으니 갑자기 눈물이 났다. 나는 언니의 앞에서 한참을 울었다.

이제야 내가 왜 이렇게 힘들어했는지 알게 되었다. 그리고 치매라는 병은 홀로 감당할 수 있는 병이 아니라는 것을 받아들였다. 마냥 가족에게 화낼 것이 아니었다. 먼저 스스로 말을 이쁘게 하려고 노력했다. 돌봄에 지친 나는 가족들에게 미운 말을 많이 했다. 그제야 나는 가족들과 제대로 된 이야기를 하기 시작했다. 이런 노력 끝에 우리는 돌봄을 나누기 시작했다.

나와 같이 가족을, 부모님을 요양원에 모시는 것에 죄책감을 느끼는 분들이 많다. 우리 가족이 딱 그러했다. 치매일지라도 곁에서 모시고 싶은 마음이었다. 하지만 가족이 모든 것을 짊어질 수는 없었다. 그러니 먼저 치매 환자를 홀로 감당할 수 없다는 것을 인정하는 것이 중요하다. 이것이 바로 돌봄의 시작이다.

치매 증상이 계속 진행되면 돌보는 사람의 피로가 축적된다. 나는 할머니를 돌보기 시작한 뒤로 잠을 푹 잔 적이 없었다. 그래서 축적된 피로를 풀기가 쉽지 않았다. 그래서 처음부터 주변의 도움을 받는 돌봄 환경을 만드는 것이 중요하다. 주변의 도움이란 함께 사는 가족이나 이웃일 수도 있다. 치매 환자를 위한 제도일 수도 있다. 내 말은 다양한 서비스를 이용하면서 최대한 장기전을 준비하자는 것이다.

처음에는 '믿고 맡길 데가 없다.'라고 생각했다. 내가 있는 동안에만 잘해주는 것이 아닌가 걱정하기도 했다. 그런데 그렇지 않았다. 할머니를 위해 열심히 노력해주시는 많은 요양보호사님이 계셨다. 하지만 치매 증상이 심한 할머니를 돌보려하지 않기도 했다. 이러한 이유를 내가 직접 돌봄을 하고 나서야 알게 되었다.

치매 증상이 심해질수록 돌봄의 강도가 높아진다. 할머니의 치매 증상을 겪어보고 나서야 요양보호사의 역할이 너무나 고되다는 것을 알게 되었다. 하지만 강도 높은 노동에 비해 임금은 턱없이 낮다. 그리고 요양보호사를 가사도우미로 여기는 사회의 인식 또한 문제였다. 더 나아가 요양보호사님들도 제 일에 자부심을 품지 않는 경우가 많았다.

언젠가 요양보호사님이 방 안에서 강의를 준비하던 나를 부르셨다. 상기된 목소리로 내게 "제가 뭘 훔쳐가나요? 저 이런 일 할 사람 아니거든요."라는 말씀을 하셨다. 그리고 내게 지금 당장 그만두겠다고 하셨다. 이런 일 하는 사람은 어떤 사람인가. 요양보호사 자격증은 국가 자격증이다. 그 말은 요양 전문가라는 말이다. 할머니의 행동은 치매로 인한 것인데 더는 할머니를 돌보려 하지 않았다. 나는 그 당시에 요양보호사님이 원망스럽기만 했다. 하지만 요양보호사님만의 문제가 아니었다. 결국, 나는 다시 가족끼리 할머니를 돌보게 되었다.

나는 이러한 일을 겪고 나서 요양보호사의 처우에 대해 목소리를 높여야겠다고 생각했다. 요양보호사님들은 아무나 할 수 없는 일을 하고 계시는 분들이다. 그래서 자기 일에 자부심을 느낄 수 있는 교육을 하고 싶다고 생각했다. 누군가는 내게 불가능할 것이라 말했다. 하지만 '마인드의 차이'가 '행동의 차이'를 만들어낸다. 요양보호사가 자신을 전문가라고 생각하지 않는다면 전문가다운 역할을 할 수 없다. 이는 보호자에게도 마찬가지이다.

나는 할머니의 돌봄 전문가가 되었다고 생각했다. 전문가라고 생각하니 할머니를 대하는 나의 행동이 달라졌다. 더는 감정적으로 대하지 않게 되었다. 많은 다른 요양사분들도 치매 환자를 돌보는 데 자부심을 품으셨으면 좋겠다. 전문가로서 많은 분께 도움을 주시길 바란다.

그럴 뿐만 아니라 요양보호사의 고된 노동의 대가를 받을 수 있도록 함께 목소리를 높였으면 좋겠다. 이것이 내가 책을 쓴 이유이다.

최근에 치매 환자를 위한 노치원이라고 말하는 주야간 보호센터가 늘었다. 내가 할머니의 치매를 알지 못했을 때 할머니는 주야간 보호센터를 이용하셨었다. 나는 그저 할머니가 혼자 계시면 심심하실까 가시는 곳이라고 생각했었다. 그런데 주야간 보호센터는 다양한 프로그램을 진행하는 곳이다. 그리고 가족들이 일하는 동안 치매 환자를 안심하고 부탁할 수 있는 곳이다.

돌봄 상황에 따라 주야간 보호센터를 이용하는 것도 도움이 된다. 그런데 센터를 이용하기 전에 주의해야 할 점이 있다. 치매 환자가 센터에 적응할 수 있는 시간을 갖는 것이다. 치매 환자가 센터에 가는 것을 거부하는 경우가 많다. 이때 치매 환자가 서서히 적응할 수 있도록 해야 한다는 것이다. 반드시 시간과 노력을 들여서 적응하는 과정을 가져야 한다. 그렇지 않으면 오히려 치매 증상이 심해지는 역효과가 나타날 수 있다.

그리고 만약 치매 환자를 요양 시설에 모시게 된다면 절대로 불효했다고 생각하지 말자. 치매 환자가 가족으로부터 버림받지 않았다고 여기시도록 자주 찾아뵈면 되는 것이다. 최근 코로나19로 인해 면회가 어려워졌다. 그로 인해 치매 환자가 자신이 버려졌다고 생각한다는 뉴스 기사를 보고 가슴이 미어졌다. 치매 환자와 몸은 떨어져 있지만, 가족과 마음이 이어져 있다고 느낄 수 있게 하는 것이 중요하다. 빨리 코로나19가 종

식되고 어르신들의 얼굴에 웃음꽃이 필 그날이 왔으면 좋겠다.

치매란 긴 싸움을 해야 하는 병이다. 치매 초기를 진단받았다면 이제 1라운드를 시작한 것이다. 권투 선수가 1라운드를 뛰는 것처럼. 우리는 12라운드까지 긴 싸움을 준비해야 한다. 그러니 모든 것을 혼자 짊어지려고 하면 안 된다. 함께해야 한다. 그래야 12라운드까지 이겨낼 수 있다. 그리고 한 가지를 꼭 기억하기를 바란다. 당신은 혼자가 아니다. 같은 어려움을 겪고 있는 우리가 있다.

26. 치매에 걸려도 운동을 하는 것이 좋을까요?

햇빛을 보며 하는 적절한 운동은 우울증을 예방하기도 합니다. 치매 환자의 운동에는 두 가지를 꼭 기억해야 합니다. '무리하지 않기', '꾸준하게 운동하기'입니다. 무리하지 않는 선에서 유산소 운동을 하거나 맨손체조를 하는 것이 가장 좋습니다.

05

치매 돌봄보다 가족 관계가 더 힘들다

사람들에게 가족의 의미는 무엇일까? 저마다의 기준이 다를 것이다. 각기 다른 모양을 하고 있을 것이다. 누군가는 가족은 "내 인생의 전부다."라고 말한다. 또 다른 누군가는 "나를 힘들게 하는 존재야."라고 말하기도 한다. 자신의 기준에 따라 가족의 의미를 정의한 것이다. 나에게 가족은 지키고 싶은 존재였다. 어린 시절부터 나는 '우리 가족은 내가 지킨다.'라는 마음을 갖고 있었다.

언젠가 강의를 마치고 집에 가는 길에 전화가 왔다. 엄마가 어디냐고 묻는 것이었다. 단순히 위치를 묻는 전화였다. 그런데 갑자기 참을 수 없이 화가 났다. 나는 홧김에 "내가 어디인 줄 알면 뭐 어떻게 하려고. 할머니 밥 나보고 챙기라는 거지?"라며 쏘아붙였다. 평상시와 다를 바가 없는 전화였다. 그런데 나는 그 이후로 가족에게 오는 전화가 싫었다. "할머니가 혼자 계신다. 불쌍하다."라며 말만 하는 가족들이 싫었다. 그 당시 나는 말만 한다고 생각했다. 그러나 함께 할머니를 돌보는 중이었다. 그런데도 내가 더 '희생'한다고 생각했었다. '희생'한다는 생각은 나를 깊은 구덩이에 빠뜨렸다. '나는 딸도 아닌데. 자식들은 뭘 하고 있나.'라며 내 처지를 한탄하며 불쌍해 했다.

누가 강요해서 할머니를 모시는 것이 아니었다. 다만 내가 가족을 지킨다는 생각으로 했던 일이다. 하지만 '가족을 지켜야지.'라는 마음은 언젠가부터 나를 갉아먹고 있었다. 할머니는 옛날부터 "나는 요양원에는 절대 안 간다. 거기는 죽어서 나오는 곳이야."라며 말씀하셨다. 그런 할머니를 요양원에 보낼 수는 없었다. 종종 나는 내가 할머니를 돌보는 것을 포기하는 상상을 했다. 그 상상의 끝은 할머니께서 병원에서 돌아가시는 것이었다. 나 때문에 돌아가시는 것 같았다. 그래서 포기할 수 없었다. 힘듦보다 죄책감이 더 무서웠기 때문이다.

어느 순간 할머니는 대소변 실수를 하셨다. 시간이 지나자 대소변이 나오는 것을 모르셨다. 기저귀를 사용해야 하나 고민했다. 그러나 요양보호교육원에서 기저귀를 바로 사용하면 안 된다고 배웠다. 그래서 나는 최대한 기저귀를 사용하지 않기로 했다. 그래서 눈치껏 신호가 올 때 할머니를 간이 변기에 올려드렸다. 하지만 실수는 더 늘어갔다. 그렇게 1년간 매일 이불을 빨았다. 그러다 보니 상수도에서 구성원이 늘었는지 조사하기 위해 찾아올 정도였다.

할머니는 하루가 다르게 힘이 빠지셨다. 그러자 할머니에게 쏟아야 하는 시간이 점점 길어졌다. '나이가 들수록 시간이 빠르게 지나간다.'라는 말이 있다. 30대는 30km로 40대는 40km로 간다고 한다. 90대는 90km로 가는 것일까? 할머니가 93세가 되셨을 때는 '1년 1년이 다르다.'고 생각했다. 94세가 되시자 한 달 한 달이 다르셨다. 95세가 되시니 하루하루가 다르게 느껴졌다.

나는 하루 12시간 이상을 할머니에게 쏟았다. 그래서 일을 줄여야만 했다. 이럴 때면 매일 출근해야 하는 직장이 아닌 것이 다행이었다. 그런데 일을 줄이자 내가 할머니를 모시는 것이 당연시되었다. 가족들은 집에 점심을 먹으러 오거나 잠을 자러 올 뿐이었다. 나는 억울한 마음이 들었다. 그래서 가족에게 할 말, 못할 말을 구별하지 않고 마구 쏟아냈다. 나는 이렇게라도 지친 나를 봐달라고 애원한 것이었다. 바쁜 가족에게 큰 것을 바랐던 것이 아니다. 나는 그저 '고맙다.'라는 말을 듣고 싶었다.

나는 고맙다는 말 한마디에도 날아다니는 사람이었으니···.

'가족 사이에 노력이 필요하다.'라는 말에 동의하는가? 대부분 깊게 생
각해본 적이 없을 것이다. '가족이니깐 괜찮아. 가족이니깐 뭐 어때.'라
는 생각을 할 뿐이다. 그러나 그것은 틀렸다. 가족 사이에도 노력이 필요
하다. 예의를 지켜야 한다. 나의 화풀이로 인해 가족에게 상처를 주었다.
그 가족은 다시 내게 상처를 주었다.

나는 돌봄에 지쳐 누군가라도 이 힘듦을 알아주기를 바랐다. 알아주지
않는 가족에게 화를 냈다. 이것은 오히려 역효과만 낼 뿐이었다. 끝이 보
이지 않은 돌봄 속에서 화풀이는 모두를 지치게 할 뿐이었다.

할머니는 내가 없을 때면 식사를 전혀 하시지 않았다. 내가 없는 동안
식사를 마쳐놓으시면 좋으련만, 할머니는 내가 직접 드려야 식사를 하
셨다. 참 예쁜 할머니라도 이럴 때면 아주 미웠다. 할머니가 식사를 전혀
하지 않으신다며 포기하는 가족이 더 미웠다. 나는 한 숟가락이라도 더
드리려 했는데 말이다. 나는 정말 최선을 다해 노력했다. 그런데 포기를
한다고 하니 어이가 없었다. 이번에도 강의를 마치고 헐레벌떡 뛰어갔
다. 그러고는 식사를 챙겨드렸다. 고작 점심 식사를 챙기는 것이 이렇게
힘들 줄이야.

집에서 치매 환자를 돌보는 것은 보호자의 많은 것을 포기하게 한다. 직업을 포기해야 하는 순간이 오기도 한다. 휴식은 꿈도 꾸지 못한다. 내가 할머니를 돌본 기간보다 더 오래 돌봄을 하고 계신 분도 있을 것이다. 그러나 짧은 돌봄이라고 힘이 덜 드는 것은 아니다. 나는 언제 이 돌봄이 끝날지 두려웠다. '조금만 더 버티면 될까?' 하고 생각했다. 그렇다고 돌아가시라고 고사를 지낸 것은 아니었다. 다만 내가 죽고 싶을 만큼 지쳤을 뿐이었다.

나는 가족들에게 "왜 아무것도 안 하는 거야?"라며 몰아붙였다. 마음과는 다르게 입 밖으로 미운 말만 나왔다. 몸이 힘들 때마다 미친 사람처럼 화를 냈다. 가족들은 내게 "할머니 포기해. 그만해. 병원에 모시면 되는 거야."라고 말했다. 이 말은 내게 죄책감을 느끼게 했다. 죄책감을 느끼라며 일부러 그렇게 말하는 것 같았다. '그만하고 싶다'라는 말이 목구멍까지 차올랐다. 하지만 끝끝내 하지 못했다. 그러다 엄마가 내게 할머니를 모신다고 유세 떨지 말라고 했다. 사실 나의 행동은 유세라면 유세였다. 내가 없으면 모두 마음 편히 일할 수 없다고 생각했다. 나는 화를 내는 것이 정당하다고 생각했었다. 정당하다고. 당연하다고.

나의 가장 친한 친구는 언니다. 우리는 3살 터울이다. 여느 자매와 같이 지지고 볶으며 싸우다가도 항상 붙어 있다. 내가 할머니를 돌본 지 3

년째 되던 해의 일이다. 그날도 나는 언니에게 내 힘듦을 알아달라며 화를 내고 있었다. 제발 집안일의 절반이라도 나눠서 해달라고했다. 주말에라도 할머니의 식사를 도와달라고 했다. 그러자 언니는 "나는 내 시간을 가지고 싶어."라며 말했다. 뒤통수를 얻어맞은 기분이었다. 나는 언니가 나를 도와줄 것이라 믿고 있었다. 그런데 나를 지옥으로 밀어 넣을 줄이야! 돌봄 속에 나 혼자 남겨진 것 같았다.

그날 이후 나는 언니를 쳐다보지 않았다. 말을 걸어도 대답하지 않았다. 나는 언니에게 집안일부터 할머니의 모든 것에 손도 대지 말라고 했다. 그렇게 마음의 문을 닫아버렸다. 반년을 이렇게 지냈다. 나는 내가 그렇게 독해질 수 있다는 것에 놀랐다. 할머니의 목욕, 식사, 대소변, 관장, 집안일 모두를 해냈다. 이를 악물고 해냈다. 언젠가 허리가 아파서 앉아 있지도 못했었다. 병원에 가보니 디스크 초기라 했다. 그래도 나는 버텼다. 두고 보자는 마음이었다.

반년이 지나자 언니는 내게 손을 내밀었다. 나에게 미안하다며 편지를 쓴 것이다. 나는 편지를 거들떠보지도 않았다. 반년 동안 나는 지옥 속에 살았기 때문이다. 엄마는 이런 나를 난감해했다. 자신 때문에 둘의 사이가 멀어졌다고 생각하셨다. 우리는 수많은 대화 끝에 화해했다. 그 당시에 언니는 일에 지쳤었다. 더불어 내 화풀이에 지친 것이었다. 그제야 서로의 마음을 알게 되었다. 이후 언니는 최선을 다해 도와주었다. 그리고 싸움이 아닌 대화를 하기 시작했다. 일을 제대로 분담하기 시작했다.

끝 모를 돌봄을 지속하는 동안 몸과 마음은 지쳐갔다. 나는 치매 환자를 돌보는 것만 힘들 줄 알았다. 그런데 가족 관계가 더 힘들었다. 나는 가족이 지친 나를 봐주길 바랐다. 고마워 해주기를 바랐다. 하지만 그럴수록 싸움으로 이어졌다. 혹시 나를 봐달라며 화만 내고 있지는 않은가?

반대로 만약 당신의 가족이 치매 환자를 돌보고 있다면 "고생한다. 고맙다."라는 말을 해주길 바란다.

27. 목욕을 거부하는데 어떻게 해야 할까요?

치매 환자가 목욕을 거부하는 경우가 많습니다. 그래서 보호자께서 많이 힘들어하시는 부분이기도 합니다. 먼저 목욕을 말로 권했을 때 거부한다면 억지로 시키지 않는 것이 좋습니다. 치매 환자가 좋아하는 옷을 보여주며 목욕을 유도하는 것도 하나의 방법입니다. 치매 환자가 좋아하는 것, 치매 환자의 특성에 맞게 목욕을 유도해보면 어떨까요? 한번 고민해보는 시간을 가져보세요.

06

곁에 있어주는 것만으로도 충분합니다

"강사님, 질문이 있습니다."

"네. 말씀하세요."

"강사님, 저는 치매 할머니를 모시고 있습니다. 제가 해드릴 수 있는 건 함께하는 것뿐인데…. 병원에 모시는 게 더 좋지 않을까요? 집에서 모시는 것도 괜찮은 걸까요?"

"죄책감을 느끼고 계시는군요. 모두 똑같은 마음을 갖고 있습니다. 집에서 모시든 병원에서 모시든 말이죠."

"제가 잘 돌보고 있는지 잘 모르겠습니다."

"곁에 있어주는 것만으로도 충분합니다. 잘하고 계신 거예요."

치매 교육을 받으러 갔을 때의 일이다. 나는 손을 들고 질문을 했다. 할머니를 집에서 모시는 것이 잘하고 있는 것인가 걱정되었기 때문이다. 사실 이를 물어볼 곳도 없었다. 나는 시설이 좋고 전문 인력이 있는 병원에 모시는 것보다 할머니에게 잘해줄 수 있는 것이 없다고 생각했다. 그리고 항상 할머니를 잘 돌보고 있는 것인지 걱정되었다. 내가 할 수 있는 것은 그저 함께 있는 것뿐인데 이를 간병이라고 할 수 있을까.

그런데 강사님은 내게 곁에 있어주는 것만으로 충분하다고 말씀하셨다. 그 말을 듣고 어찌나 눈물이 나던지. 강사님의 말처럼 옆에 있어주는 것만으로도 할머니에게 도움이 되었기를 바라고 바랐다.

주변에서 엄마에게 "딸들 좀 그만 고생 시켜."라는 말을 자주 하곤 했다. 사실 할머니를 집에서 모시는 것은 엄마의 뜻이 아니라 언니와 나의 욕심이었다. 그런데 엄마의 지인들은 "병원에서 모시면 지금보다 할머니께서 더 편하실 텐데 왜 사서 고생을 하고 그래?"라고 조언 아닌 조언을 하곤 했다. 사실 뭐가 더 좋은지 알 수가 없었다. 엄마는 그저 허허 웃으며 넘겼다.

언젠가 오랜만에 친구를 만나 술 한잔을 했다. 친구는 할머니와 둘이 살고 있었다. 그래서 나는 할머니께서 잘 계신지 안부를 물었다. 그런데 친구가 할머니께서 넘어지셔서 요양병원에 계신다고 했다. 나는 이야기를 나누다가 내가 할머니를 모시고 있다는 것을 말하게 되었다. 그러자 친구가 내게 "바보야? 병원에 모시면 얼마나 편한데."라며 사서 고생하지 말라고 했다. 나는 그 뒤로 친구와의 연락을 끊었다.

'입 밖으로 나온 말은 다시 주워 담을 수 없다.'라는 말이 있다. 이 친구와 대화를 하는 동안 이 말이 떠올랐다. 과연 치매 환자를 병원에 모시는 것이 불효일까? 치매 환자를 집에서 모시는 것이 바보라서일까? 둘 다 정답이 아니다. 그런데 주위에서 왜 이렇게 '감 놓아라, 배 놓아라' 하는지 모르겠다. 그저 상황에 맞게, 그저 가치관에 맞게, 그저 저마다의 사정에 따라 치매 환자를 돌보는 것일 뿐이다.

치매 환자를 병원에 모시면 주위에서 불효한다고 욕을 한다. 치매 환자를 집에서 모신다고 하면 사서 고생한다고 말한다. 둘 다 너무나도 잘못된 생각이다. 그러니 '감 놓아라, 배 놓아라' 하는 말에 상처받지 말기를 바란다. 어디에서 모시든 함께 있어주려 하는 것만으로도 충분하다. 제발 죄책감을 느끼지 않기를 바란다.

만약 당신이 치매 환자와 같이 살지 않거나 병원에서 모시고 있다면 어떻게 곁에 있어줄 수 있을지 생각해보자. 자주 찾아뵙는 것이 가장 좋은 방법이다. 사실 어느 정도 떨어져 있을 때 더 좋은 관계가 되지 않는가! 그렇다면 어느 정도의 거리란 얼만큼의 거리일까? 한 조사 결과에 따르면 '방금 끓인 수프가 식지 않을 정도의 거리' 정도라고 한다. 이는 15분 이내의 거리이다.

'건강하게 오래 살아야 한다.'라는 말처럼 누구나 건강하게 오래 살고 싶다. 여기서 중요한 것은 '건강하게'라는 말이다. 하지만 건강한 사람에게도 젊은 사람에게도 치매는 예외가 없다. 우리는 치매라는 병과 함께 살아가고 있다. 그러나 치매라 하면 겁부터 낸다. 치매라는 병은 어떻게 받아들이느냐, 어떻게 관리하느냐에 따라서 이기지 못할 것도 없다. 그렇다면 어떻게 받아들이고 관리해야 할까? 나는 '행복하게', '즐겁게'라고 생각한다. 돌보는 사람의 관심과 사랑만 있으면 이기지 못할 병이 아니다.

우리가 치매 환자와 즐겁게 살아가기 위해서 '만일 나라면 무엇을 원할까?'를 생각해보면 좋겠다. 그래서 나는 '만일 내가 할머니라면 어떻게 살고 싶으실까?'를 생각해봤다. 고민에 고민을 거듭한 끝에 어렸을 적 할머니와 지냈던 것처럼 장난치며 지내보려 했다. 그래서 나는 할머니에게 장난을 치기 시작했다.

일을 마치고 집에 들어올 때마다 나는 할머니를 깜짝 놀라게 할 준비를 했다. 현관에서부터 슬금슬금 발을 들고 할머니에게 다가갔다. 사실 다 보이게 장난을 쳤다. 그런데도 할머니는 내 장난에 장단을 맞춰주셨다. 그럴 때면 할머니는 나를 붙잡으시고 우는 척을 하셨다. 오히려 내게 장난을 치시는 것이다. 언젠가 할머니를 놀래주려 다가가는 내게 모른 척을 하시며 나를 놀라게 하셨던 적이 있다. 어찌나 당황스럽던지 나는 놀라서 주저앉았다. 할머니는 이런 나를 보시며 나보다 더 크게 웃으셨다. 크게 웃는 할머니의 모습을 보니 잘하고 있는 것 같았다.

언니와 나는 할머니를 놀리는 맛에 산다고 해도 과언이 아니었다. 할머니와 TV를 보던 중에 언니가 할머니 등 뒤로 쓱 갔다. 그러고는 할머니의 옆구리를 찔렀다. 할머니는 누가 자신을 찔렀는지 확인하기 위해 뒤돌아보셨다. 우리는 아무것도 모른 척 딴청을 피웠다. 그러면 할머니는 다시 TV를 보셨다. 언니와 나는 서로 눈빛을 교환했다. 이번에는 내가 할머니의 등 뒤로 쓱 갔다. 할머니의 옆구리를 찌르려는 순간. 할머니가 넌 줄 알았다는 표정으로 갑자기 뒤를 돌아보셨다. 모두 내가 다 뒤집어쓰게 되었다. 그렇게 할머니와 우리는 하하하 웃으며 재미있는 하루를 보냈다.

나의 소소한 장난에 웃는 할머니를 보는 게 좋았다. 가끔은 할머니의 젖가슴을 만지면서 놀기도 했다. 할머니에게 장난으로 가슴을 가리키며

"우유 주세요."라고 말했다. 그러면 할머니가 다 큰 내게 가슴을 들이미셨다. 그러면 우리는 또 웃는 것이다.

곁에 있어준다는 것이 특별한 것이 아니다. 그저 옆에 있다는 것만으로도 큰 힘이 될 때가 있지 않은가? 특히 치매라는 병에는 관심이 명약이다. 옆에 있어주는 것만으로도 약이 된다.

내가 잠자리에 들었을 때 누가 나를 더듬더듬 만졌다. 나는 화들짝 놀라 일어났다. 할머니가 나를 찾아 손을 뻗으신 것이었다. 나는 할머니의 손을 잡고 토닥였다. 그러면 토닥거리는 내 손길에 할머니는 코를 골며 주무셨다. 이때 나는 무언가를 해주는 것보다 옆에 함께하는 것이 큰 힘이라는 것을 깨닫게 되었다.

자주 찾아뵙는 것, 같이 함께하는 시간을 갖는 것이 최고의 돌봄이다. 치매 할머니와 함께하는 동안 내 마음에 '근육'이 생겼나 보다. 더는 죄책감과 슬픔, 연민에 빠져 허덕이지 않았다. 마음에 근육이 생기자 돌봄이 한결 수월해졌다. 그리고 할머니의 손을 꼭 잡았다. 그렇게 잠자리에 들 때면 지쳐도 가슴이 따뜻했다. 할머니가 내 곁에 있어서 다행이라는 생각이 들었다. 그러니 지금처럼 내 곁에 오래오래 머물러주기를 바랐다. 비록 나를 못 알아보더라도.

주변의 '감 놓아라, 배 놓아라.'라는 말에 더는 상처받지 말자. 그저 행복한 시간을 만들기 위해 노력하자. 그리고 더는 치매에 지레 겁먹지 말자. 우리를 기억하지 못해도 말이다. 힘들면 잠시 멈추었다 가면 된다. 곁에 있어주는 것만으로도 충분하다. 당신은 충분히 잘하고 있다.

07

오늘이 세상의 마지막 날인 것처럼

할머니는 "내가 빨리 죽어야지."라는 말씀을 하곤 하셨다. 나는 그때마다 거짓말이라는 것을 잘 알고 있었다. 그래서 나는 매번 "내가 아기 낳을 때까지 사셔야지."라고 말했다. 그리고 할머니가 내가 낳을 아기를 키워줘야 한다는 말도 덧붙였다. 그럴 때면 할머니는 칠색 팔색을 하셨다. 그러시다가도 알겠다며 말씀하셨다. 그래서 나는 당연히 할머니께서 내 아기를 키워주신다는 약속을 지키실 줄 알았다. 그런데 세상에 당연한 것은 없었다.

할머니는 부처님 귀를 가지셨다. 그러다 보니 주변에서 장수하실 것이라는 말을 많이 들으셨다. 그런데 내게는 할머니께서 오래 사신다는 것이 한편으로 두려움이었다. 나의 미래를 생각할 때면 여러 가지 감정이 들었기 때문이다. 하지만 그러면서도 나는 할머니와의 이별에 대해 생각해본 적은 없었다.

그런데 내 인생에 영원할 것만 같았던 할머니와의 이별이 찾아왔다. 누군가의 죽음을 맞이하는 것은 내게 처음이었다. 내가 사랑하는 사람을 떠나보내는 일도 처음이었다. 그래서 사람이 어떻게 죽는 것인지 알지 못했다. 그저 드라마에서 보던 것처럼 기계에서 '삐' 소리가 나면서 눈을 감는 것이 죽음이라고 생각했다. 아니면 허심탄회하게 마지막 이야기를 나누다가 손을 떨구며 눈을 감는 줄로만 알았다. 그리고 누군가를 떠나보낸다는 것이 그렇게 마음 아픈 것인지 알지 못했다.

어느 날 할머니께서 앉아만 계시면 자꾸 앞으로 쓰러지셨다. 똑바로 앉아 있는데도 몸에 힘을 주지 못하셨다. 이유를 알 수가 없었다. 다만 내심 마음이 불안했다. 왠지 모르게 할머니와의 마지막 고비라는 생각이 들었다. 그리고 그날로부터 할머니께서 음식을 거의 넘기지 못하셨다.

노인이 갑자기 밥을 먹지 못하면 곧 돌아가신다는 말이 생각이 났다. '곡기를 끊으면 죽는다.'라는 말이었다. 하지만 곡기를 끊는다는 것이 정확히 무엇을 뜻하는지 몰랐다. '할머니께서 정말 돌아가시면 어떻게 하지?'라는 마음에 심장이 덜컥 내려앉았다. 그러자 오히려 밥을 드셨는데도 안 먹었다며 말씀하시던 때가 생각났다. 하루에 네 끼, 다섯 끼를 드시곤 했던 때가 그리워졌다.

시간은 누구에게 똑같이 주어지는 것이다. 누구에게나 주어진 이 시간은 언제나 많은 것처럼 느껴진다. 하지만 실은 그렇지 않다. 한정된 삶을 살아가는 것이 인간이다. 그래서 지금 내가 당신에게 해주고 싶은 말이 있다. 지금은 행복해하기에도 모자란 시간이다. 내일이 어떻게 될지도 모르는 게 인생이다. 그러니 지금, 이 순간을 살자. 오늘이 마지막 날인 것처럼!

갑자기 할머니의 장례 준비를 해야겠다는 생각이 들었다. 마지막이라고 생각하고 싶지 않았지만, 할머니와의 마지막이 다가오고 있는 것 같았기 때문이다. 가족들은 이전부터 내게 할머니의 장례 준비를 부탁했다. 내가 가장 이성적으로 준비할 수 있을 것 같다는 이유였다. 사실 장례 준비를 어떻게 하는지 몰랐다. 가보기만 했지 내가 직접 겪어본 적이 없었다. 그래서 나는 매일 밤 울며 인터넷에 장례 준비라는 검색어를 쳤다. 할머니께서 돌아가셔도 우왕좌왕하며 보내드리고 싶지는 않았기 때문이다.

영정 사진을 찍으면 오래 산다는 속설이 있다. 그래서 요즘은 '영정 사진'이 아니라 '장수 사진'이라 말하기도 한다. 영정 사진처럼 미리 장례 준비를 하면 더 오래 사시지 않겠냐는 기대도 있었다. 하지만 세상은 나의 편이 아니었다. 할머니는 응급실에 실려 가셨다. 세상일이란 게 원래 그런 모양이다. 내가 간절히 원해도 하늘이 들어주지 않는 것도 있는 것 같았다.

의사는 병원에서는 해줄 수 있는 게 없다고 했다. 내게 요양병원을 소개해주겠다고 했다. 하지만 요양병원에 들어가시면 할머니의 얼굴을 볼 수가 없었다. 나는 의사에게 제발 입원을 시켜달라고 애원했다. 아이 같이 떼쓰고' 있다는 것을 알고 있었다. 하지만 할머니와 이렇게 헤어지고 싶지 않았다. 눈물이 멈추지 않지만 나는 할머니의 보호자로 함께 지낼 수 있는 병원을 찾아야만 했다. 이것이 내가 할머니에게 해줄 수 있는 마지막 일이라 생각했다.

집 근처의 여러 병원에 전화를 걸어 사정을 말했다. 코로나19가 심각해서 보호자가 함께 있을 수 있는 곳이 없었다. 그런데 정말 다행히도 집 앞에 있는 병원에서 긍정적인 답변을 해줬다. 응급실과 협의 후 연락을 주겠다고 말했다. 그리고 신이 드디어 내 부탁을 들어주셨다. 그렇게 할머니는 나와 함께 병원에 가게 되었다.

할머니가 눈을 말똥말똥 뜨며 나를 쳐다보셨다. 이렇게 나를 바라보고 있는데. 이렇게 내게 미소를 지어주시는데. 곧 돌아가실 거라는 말을 믿을 수 없었다. 세상에 당연한 것은 없다는 말이 맞다. 그런데 우리는 당연하다고 여기는 것이 참 많다. 나는 언제나 나와 함께할 가족, 언제나 내 옆에 있을 사랑하는 사람들이라고 생각했다. 그런데 할머니의 이별 끝에 와서야 알게 되었다.

어쩌면 지금, 이 순간에도 누군가가 치매 돌봄을 이어가고 있을 것이다. 어쩌면 누군가의 부모님이 치매 진단을 받았을 수도 있다. 그러나 무조건 절망하거나 아파하지만은 않기를 바란다. 함께할 수 있는 시간이 얼마나 남았는지는 아무도 모른다. 나는 그저 당신이 함께하는 시간을 재미있게 보내기를 바란다. 더 나아가 행복하게 보내기를 바란다. 그리고 치매 환자를 사랑으로 아껴주기를 바란다. 그러면 치매 환자를 돌보는 시간이 힘들지만은 않을 것이다. 함께하는 시간이 괴롭지만은 않을 것이다. 밑져야 본전 아닌가?

나는 할머니를 모시며 죽고 싶다는 생각을 한 적이 있다. 내가 죽어야 치매 돌봄 속에서 벗어날 수 있을 것 같았다. 그 정도로 외롭고 죄책감에 괴로운 시간이 많았다. 하지만 '내가 죽으면 누가 할머니를 돌보지?', '할머니가 내가 없어서 불안해하는 건 아닐까?'라는 생각이 들었다. 그래서 다시 마음을 고쳐먹곤 했다. 그리고 마음속으로 행복할 수 있다고 주문을 걸었다.

할머니가 눈을 감고 있는 시간이 점점 늘어났다. 내가 "할매. 눈 떠봐." 라고 말해도 눈을 떠주지 않으셨다. 아주 간혹 눈을 뜨고 나를 바라봐주셨다. 점점 눈빛이 초점을 잃어갔다. 할머니의 산소포화도도 점점 낮아졌다. 자꾸 가래가 찼다. 그럴 때면 가래를 빼줘야 했다. 가래를 뺄 때마다 할머니는 발버둥을 치셨다. 눈뜰 힘도 없는데, 얼마나 아프면 저러실까? 속이 탔다. 그리고 혈관이 자꾸 터져 이제는 주삿바늘을 꽂을 곳이 없었다. 자꾸만 불길한 생각이 들었다. 그런데 그 와중에 배는 고픈지 내가 참 한심했다.

언니와 교대를 했다. 언니가 할머니를 지키고 나는 다음 날 있을 강의를 준비해야 했다. 그런데 일이 손에 잡히지 않았다. 그러다 문득 할머니의 수의를 다려놓아야겠다는 생각이 들었다. 이모가 한참 전에 맞춰둔 수의였다. 할머니의 수의 보자기를 펼쳤다. 그러니 또다시 눈물이 나왔다. 아직도 남은 눈물이 있었나 보다. 수의를 하나하나 펼쳤다. 잘 펴서 물을 뿌려주었다. 그리고 잠이 들었다. 언니한테 전화가 왔다. 할머니에게 시간이 얼마 남지 않았다고 했다. 나는 미친 듯이 달려갔다. 할머니의 숨소리는 이상하게 얕았다. 한 시간 정도 함께할 수 있었다. 나는 할머니의 손, 발, 얼굴에 입을 맞췄다. 그러다 할머니는 세 번의 큰 숨을 들이쉬셨다. 그러자 간호사는 할머니가 돌아가셨다고 말했다. 드라마에서 보던 것처럼 '삐' 소리도 나지 않았는데 말이다. 할머니는 내 일정에 아귀를 맞춘 듯이 세상을 떠나셨다. 세상에 어쩌면 이럴 수가. 그동안 모르는 척하시면서 우리들의 말을 다 듣고 계셨던 게 아닐까? 할머니에게 못 해드린 일들이 쭉 떠올랐다. 그런데 아무리 후회해도 소용없었다. 세상을 떠난 후에는 아무것도 해줄 수 있는 것이 없을 테니까.

지금 당장 사랑하는 일, 지금 당장 행복한 일을 미뤄두지 말자. 함께 행복해지자고 마음먹자 할머니는 점점 더 많이 웃었다. 그러자 불안했던 마음이 안정되었다. 그렇게 어느 순간 우리에게 없어서는 안 될 아주 귀한 할머니가 되었다. 이것이 지금 내가 당신에게 해주고 싶은 말이다.

모든 이별은 언제나 갑자기 찾아온다. 그런데 우리는 잠시 미뤄두는 일이 너무나 많다. 지금에야 깨닫게 된 것들을 미리 알았더라면 얼마나 좋았을까! '오늘이 세상의 마지막 날이라면.'이라는 상상을 해본 적이 있는가? 나는 한 번도 없었다. 너무나 먼 이야기처럼 느껴졌기 때문이다. 그랬더라면 할머니와의 삶을 더 행복한 것들로 가득 채울 수 있었을 텐데 아쉬움이 남는다.

28. 아침에 일어나시게 할 때 유독 발길질을 하거나 화를 냅니다. 어떻게 해야 할까요?

이런 행동을 보일 때는 환자의 생활 방식을 관찰해볼 필요가 있습니다. 치매 환자에게는 개개인의 생활 방식이 있습니다. 저녁에 늦게 주무시는지 대체로 언제 활동을 하시는지에 맞춰 돌봄을 제공할 필요가 있습니다. 혹은 잠을 자다가 누군가 다가왔다는 사실에 불안감을 느낀 것일 수도 있습니다. 그러니 놀라지 않도록 환자가 볼 수 있는 앞쪽에서 평온하게 기침하시도록 도와주세요.